KEINE

ANGST

ES IST NUR STRESS

Erkenntnis ist der schnellste
Weg zur Besserung

KEINE

ANGST

ES IST NUR STRESS

Erkenntnis ist der schnellste
Weg zur Besserung

LEINAD TIENELLES

Impressum

Autor: Leinad Tienelles
Vertretung: Daniel Selleneit
Veröffentlichung: 2023
E-Mail: d.selleneit@gmail.com
Bilder: www.pixabay.com/de/
Zitate: https://www.aphorismen.de/
Bildbearbeitung: Daniel Selleneit
Cover: Daniel Selleneit
Copyright © 2023 Daniel Selleneit
Alle Rechte vorbehalten.
ISBN Softcover: 978-3-347-90005-9
ISBN E-Book: 978-3-347-90680-8

Druck und Distribution im Auftrag des Autors:
tredition GmbH, An der Strusbek 10, 22926 Ahrensburg, Germany

Widmung

Dieses Buch ist all meinen treuen Wegbegleitern, Freunden und Familie gewidmet. Auf ewige Liebe und lebenslange Freundschaften.

Inhalt

II

Vorwort

Unsere Menschheitsgeschichte begann vermutlich vor 2,6 Millionen Jahren, wenn man der heutigen Wissenschaft Glauben schenken möchte. So ganz genau weiß das wahrscheinlich Niemand, denn es war ja kein, bis heute lebender, Zeitzeuge anwesend. Frühere schriftliche Überlieferungen aus dieser Zeit wurden so oft kopiert, ergänzt, widerlegt oder einfach verbrannt, so dass diese heute nicht mehr nachvollziehbar sind. Viel Wissen wurde auch durch die vergangenen Katastrophen, die diese Welt erlitten hat, vernichtet und bleibt für immer verschollen.

Der Steinzeitmensch, wie wir ihn kennen, hatte schwere Zeiten vor sich. Es war eine raue Welt, in die er hineingeboren oder ausgesetzt wurde, wie auch immer man das auslegen möchte. Auch hier gibt es wieder unterschiedliche Auffassungen über deren Herkunft und Entstehung. Von der zügigen evolutionären Entwicklung einmal ganz abgesehen, ist das ein wirklich schwieriges Thema, zu welchem Wissenschaftler noch immer die richtigen Antworten suchen. Aber feststeht: Es müssen, aus heutiger Sicht, geradezu unzumutbare Lebensumstände gewesen sein. Es ging in der bereits bestehenden Tierwelt nur um fressen oder gefressen werden. Und es ging um die stetige Erhaltung der eigenen Art. Kein Haus mit Gartenzaun und kein Supermarkt um die Ecke. Alles ohne Technik oder Werkzeuge und ohne diverse Annehmlichkeiten, die das Leben heute so bietet. Natur, ausgelegt auf das Überleben des Stärkeren. Ein Kampf auf Leben und Tod. Und das täglich. Und wenn nicht der Säbelzahntiger Jagd auf einen gemacht hat, haben andere Artgenossen einem nach dem Leben getrachtet. Das kann auf Dauer ganz schön stressig sein.

Es war Teil eines Überlebenskampfes, der die eigene Art mehren und erhalten sollte. Der Kampf überdauert seine Zeit bis in die Gegenwart und ist tief in unseren Genen verwurzelt. Heute ist es nicht der Säbelzahntiger oder der Neandertaler der uns Sorge bereitet. Es sind vielmehr das eigene Konto, der Arbeitsplatz, die Gesundheit und viele andere Themen. Dazu später aber gerne mehr.

Dieses Buch ist für Menschen gedacht, die auch heute noch Besuch vom Säbelzahntiger (Stressfaktor) bekommen. Menschen, die gefangen sind in diesem andauernden Kampf um die eigene Existenz, das gesellschaftliche Ansehen und das Anhäufen von vermeintlichen Werten. Es ist für Menschen, die ständig unter Anspannung stehen und sich förmlich für Ihr Leben aufopfern, nur um das Optimum in allen Bereichen ihres Lebens zu erreichen. Für all diejenigen, die das Gefühl haben, emotional zu entgleisen oder sich in ihren erschöpfenden Bemühungen um einen Mehrwert im eigenen Leben verlieren. Das ist wirklich unfassbar bedauernswert.

Ich könnte jetzt tausend Beispiele aufführen, aber ich glaube, jeder weiß, wer oder was mit diesen Aufzählungen hier gemeint ist. Diese Menschen haben nicht nur zu viel Ehrgeiz oder eine falsche Lebenseinstellung. Nein, diese Menschen erliegen meistens ihrem Stress, ihren Emotionen und Gefühlen. Sie haben die Kontrolle über ihren Stress mit seinen einzelnen Faktoren, Stressoren und deren Auswirkungen verloren. Kommt Ihnen das bekannt vor? Erkennen Sie sich wieder? Ja, dieses Buch ist für Sie! Warum sonst sollten Sie dieses Buch lesen?

Sie sind gestresst, von Ihrem Job, der Stadt in der Sie wohnen, von Ihrem Nachbarn und dem Straßenlärm. Gestresst von den laufenden Nachrichten im Radio und von dem allabendlichen Fernsehprogramm sowieso. Den anhaltenden Herausforderungen und den immer höheren Anforderungen fühlen sie sich einfach nicht mehr gewachsen. Was kann man also tun? Achtung! Durchatmen, hier kommt Ihre Rettung.

Ein Fressnapf mit Katzenfutter für den Säbelzahntiger (Stress), der mal wieder in Ihrer Höhle steht und Ihren Körper in Alarmbereitschaft versetzt. Das ist selbstverständlich eine sinnbildliche Lösung. Der Säbelzahntiger ist beschäftigt und Sie können Ihr weiteres Handeln durchdenken, ohne gleich in Panik und damit in weiteren Stress zu verfallen. Denn um nichts anderes geht es in Ihrem Körper. Um Ihre Alarmbereitschaft und Ihren eigenen Entspannungszustand. Es geht um äußerliche und innerliche Stressoren, Reizüberflutung, Hormonüberproduktion und des Öfteren eben auch um die falschen Glaubenssätze. Das sind zum großen Teil rudimentäre Eigenschaften, die

11

Ihr Überleben sichern sollten. Was kann ich also tun, um meine Gedanken (Säbelzahntiger) wieder in die richtige Richtung zu lenken? Wieso erliege ich immer wieder den gleichen Dogmen, Ängsten und Gefühlen? Frage über Fragen und doch geht es nur darum zu erkennen, was oder wer, wie oder wo, der Auslöser Ihres Stressempfindens sein könnte. Und genau hier beginnt unsere kleine Reise: Raus aus Ihrer schönen, komfortablen Höhle und raus mit dem Säbelzahntiger. Die Kontrolle zurückgewinnen und dem Stress alle Köder aus den Fallen stehlen.

Helfen Sie Ihrem Körper und Geist das benötigte Gleichgewicht wiederzuerlangen und in jeder Lage der Herr über jene augenblickliche Lage zu sein. Es geht darum, Ihren Körper und seine Biochemie zu verstehen. So, dass Sie diese wieder als Vorteil und Stress als reine Reaktion, die beeinflussbar ist, anerkennen. Um dahin zu gelangen, muss man Stress verstehen lernen und als das sehen, was er ist oder eben nicht ist. Bevor wir nun richtig loslegen, noch ein paar kurze Anmerkungen:

Dieses Buch erzählt die Geschichte, die Erfahrungen und die Erlebnisse eines Zeitzeugen aus der Zeit vor und während der Corona-Pandemie. Das wohl mit Abstand schlimmste Ereignis der letzten fünfundsiebzig Jahre Menschheitsgeschichte, wenn man ungeprüft glaubt, was man sieht und hört. Es hat die Welt und die Menschen verändert, nichts ist mehr wie vorher. Die Folgen sind heute noch nicht absehbar. Aber eins kann man mit Sicherheit heute bereits feststellen:

Dieses globale Ereignis hat die Menschheit in Ihren Ansichten und Glaubenssätzen erschüttert. Und für viele Menschen steht nicht nur die eigene Existenz auf dem Spiel, nein sie haben auch Verluste zu ertragen. Geliebte Menschen sind verstorben. Ob das nun mit dem Coronavirus passiert ist oder durch das Coronavirus, spielt eigentlich keine wirkliche Rolle mehr. Hier wird sich an Definitionen geklammert, die aber keinen Einfluss auf den unumstößlichen Fakt haben. Tod ist nun einmal Tod. Es ist immer das, was daraus gemacht wird, jeder hat seine eigene Realität und Wahrheit.

Im selben Atemzug haben sich jahrelange Freundschaften, fast über Nacht, in Luft aufgelöst. Die Ansichten gehen derart auseinander, dass so manche Freundschaft dem nicht standhalten konnte. Wieso schreibe ich das? „Nicht weil ich eine Meinung dazu vertrete, dafür wissen wir zu wenig." Nein, weil es mit uns etwas macht. Es hat psychischen und physischen Einfluss auf uns. Das ist Stress der Sie zusätzlich belastet und auf lange Sicht auch Auswirkungen auf uns haben wird. Ein, nicht zu unterschätzender, Stressfaktor der wahrscheinlich irgendwann Folgeschäden verspricht. Das ist heute noch nicht absehbar, aber es wird ein Thema für viele Menschen, viele Jahre und mehrere Generationen bleiben.

Wenn ich heute auf diese Welt blicke, sind die globalen Ereignisse, so prägnant, dass es einem schon fast den Atem raubt. Diese Welt befindet sich im Wandel und wo das alles hinführen wird, ist noch nicht abzusehen. Es hat einen enormen Einfluss auf unser aller Wohlbefinden. Wenn es uns in Zukunft nicht gelingt, neue Wege einzuschlagen, weg von diesem Überkonsum, der zerstörerischen Einstellung „weiter, höher, schneller" und dem daraus resultierenden Raubbau an unserem Körper, sehe ich Massen von Menschen, die daran einfach zerbrechen werden.

Sehen Sie sich um! Fast alle Menschen empfinden heute Stress als Dauerzustand und das jeder auf seine eigene, individuelle Art und Weise. So kann und darf es nicht weiter gehen. Wir müssen neue Lebenskonzepte erarbeiten, um das Wohlergehen eines jeden Menschen zurückzugewinnen und es zu erhalten. Dafür ist mehr als nur Einsicht von Nöten, es bedarf expliziter Handlungen die schnell zu Ergebnissen führen. Sie werden in diesem Buch auf eine kleine Reise geschickt, deren Ende im idealen Fall ein besseres Verständnis zum Thema Stress für Sie bereithält. Vielleicht entdecken Sie neue Möglichkeiten, die Sie vorher nie zu leben gewagt haben und geben somit neuen oder erstrebenswerteren Konzepten eine Chance. Ich hoffe, Sie können trotz Ihrer Probleme das ein oder andere Mal schmunzeln und einiges, für Sie wertvolles, herauslesen. Manchmal bedarf es eben nur kleiner und persönlicher Veränderungen, die bereits große Resultate hervorbringen. Wenn Sie dazu bereit sind, ist es das Leben auch. Versprochen!

„Dieses Buch basiert auf wissenschaftlichen Ansätzen und auf eigenen Erfahrungen. Es spiegelt einen Teil meiner Lebensgeschichte wider."

Ich möchte an dieser Stelle gern einen Dank an meine Lebensgefährtin, meine Tochter und meinen Sohn aussprechen. Hier bin ich immer auf Verständnis gestoßen und konnte so manche eigene Krise unbeschadet überstehen. Es geht nichts über geliebte Menschen, sie sind oft das rettende Ufer in der Not.

Meinen Freunden möchte ich auch danken. Es sind nicht viele, aber ich habe wenigstens welche. Nein, ich meine nicht Bekannte, ich meine richtigen Freunde. Im Laufe eines Lebens begegnen einem viele Bekannte, aber wenig echte Freunde. Halten Sie diese fest und pflegen deren Freundschaft. Menschen kommen und gehen im Leben und irgendwann kann man diese auch nicht mehr zählen, echte Freunde jedoch schon. Ein intaktes und stabiles soziales Umfeld ist nun einmal eine absolute Lebensnotwendigkeit. Es dient Ihrem Gesundheitszustand enorm und es wird in diesem Buch auch immer wieder Hinweise zu dieser Thematik geben.

Und zu guter Letzt: Natürlich gilt auch meinen Eltern ein Dank, denn ohne Eltern fehlt es an treuen Wegbegleitern. Die wahrscheinlich einzigen Menschen, die einen anderen Menschen (das eigene Kind) lieben, ohne Bedingungen zu stellen und Kompromisse einzugehen. Weil dieser Mensch aus ihrer eigenen Leidenschaft, Wünschen und Sehnsüchten entstanden ist. So sollte es zumindest in einer natürlichen und guten zwischenmenschlichen Beziehung sein. Schade das diese Vorstellung nicht immer der Realität entspricht und manchmal viel Leid daraus resultiert.

Jetzt wünsche ich Ihnen viel Freude mit meinem Buch, verbringen Sie eine schöne Zeit damit und machen Sie sich mit dem Thema Stress so vertraut, dass es Ihnen keinen Stress mehr bereitet. Und denken Sie daran, nichts ist wie es scheint und alles im Leben hat seinen Preis. Alles Gute für Sie und bleiben oder werden Sie gesund.

Zitat: Ich bin Leben, das leben will, inmitten von Leben, das leben will.

© Albert Schweitzer (1875 - 1965), deutsch-französischer Arzt, Theologe, Musiker und Kulturphilosoph, Friedensnobelpreis 1952

Der Zahn der Zeit

Ich bin ein Kind der siebziger Jahre und was soll ich sagen, es war eine großartige Zeit. Nach der Schule, kaum zu Hause angekommen, wurde die Schulmappe in die Ecke geworfen und das Abenteuer draußen, in den Straßen der Stadt, gesucht und manchmal auch gefunden. Es war ein riesiger Abenteuerspielplatz und alles hatte eine gewisse Faszination. In allem steckten Rätsel, die gelöst werden wollten. Zumindest empfand man dieses so und richtete seinen kindlichen Glauben danach aus. Die Dinge erschienen unkompliziert, keine Verantwortung tragen und keine Zukunftsängste haben. Jedenfalls dachte man über so etwas wie die Zukunft gar nicht nach. Oder sie war in eine weit entfernte Zeit gerückt. Hier war nur wichtig, was im Moment, im Hier und Jetzt, greifbar ist.

Und vor allem, was es am Abend zu essen gibt. Man(n) war schließlich hungrig, wenn man den ganzen Tag auf Entdeckungstour war. So ein Tag konnte schon ziemlich anstrengend sein. Wenn ich einen Freund sehen wollte, musste ich mich auf den Weg machen. Ich musste ihn suchen, wenn ich nicht das Glück hatte, mich mit ihm schon in der Schule verabredet zu haben. Denn wie bitte sonst sollte man sich damals mit Freunden zum Spielen treffen? Ein Telefon konnte früher nicht jede Familie ihr Eigen nennen und ein Mobiltelefon war zu dieser Zeit reine Zukunftsmusik. Um es mal in einem kleinen Exkurs aufzuzeigen: Das erste richtige Mobiltelefon gab es erst ab dem Jahr 1983 und kostete 4.000 US-Dollar. Diese 4.000 US-Dollar hatte ich 1983, da war ich gerade einmal sieben Jahre alt, nicht in meinem Spar-strumpf. Genauer gesagt, hatte ich nicht mal diesen und 4.000 US-Dollar waren damals so ungefähr 10.200 DM (Deutsche Mark) wert.

Der damalige Wechselkurs lag bei 1:2,55 und da ich im wunderschönen, heutigen Land Brandenburg aufgewachsen bin, gab es nur die DDR-Mark. Das bedeutet, dass aus 10.200 DM mal gleich ca. 51.000 DDR-Mark wurden. Hier wurde 1:5 auf dem Schwarzmarkt umgetauscht. Berichtigen Sie mich bitte, wenn ich falsch liege, aber ich wäre aus meiner damaligen Sicht reich gewesen. Jedenfalls als Kind von gerade mal sieben Jahren. Das wäre einfach utopisch gewesen, oder?

Es wurde alles an Taschengeld für Unmengen an Süßigkeiten, Eis und Spielzeug ausgegeben. Also fiel anrufen wohl schon mal aus. Eine E-Mail senden wäre super gewesen. Aber angesichts der Tatsache, dass dieses erst ab dem Jahr 1984 möglich war und das nur im ARPANET, dem Vorläufer des heutigen Internets, war das wohl keine Option. Und ganz ehrlich, zu dieser Zeit wussten meine Freunde und ich nicht einmal, was ein Computer ist.

Also blieb uns nichts anderes übrig, als unsere Freunde draußen auf den Straßen zu suchen. Aber wie schon so oft im Leben, war hier der Weg das Ziel. So vergingen die Jahre: Wie oft habe ich dann später, so

18

mit 12 Jahren, bei meinem Freund Mario vor der Tür gestanden und geklingelt, um dann von seiner Mutter zu erfahren, dass er schon seit einer halben Stunde auf dem Weg ist, um mich zu suchen. Das war manchmal wirklich lustig. Herrlich, so konnte man schon mal den ganzen Nachmittag damit verschwenden sich gegenseitig zu finden. Dann blieb manchmal nur noch wenig Zeit zum Spielen. Das hatte aber gereicht, um uns zufrieden und glücklich zu stimmen. Was sollten wir sonst tun? Alles war besser als zu Hause mit den sprichwörtlichen „Hummeln im Hintern" zu sitzen. Alle Brett- und Kartenspiele hatten bereits ihre Faszination oder ihre Farbe verloren. Sie waren zum Teil unvollständig, langweilig oder beides zusammen. Die Sehnsucht nach Abenteuern war groß. Merken Sie, worauf ich eigentlich hinauswill?

Die heutige Zeit! Der ganze Fortschritt, all die Wunder der Technik, Telefon, Handy, Fernsehen, Internet, YouTube, WhatsApp, das alles hat unser Leben in jeglicher Hinsicht bereichert und auch vereinfacht. Aber nicht aus Gründen der Einfachheit, sondern aus den Möglichkeiten heraus, immer und überall erreichbar zu sein, ständig mitten drinnen, immer informiert und hautnah dabei.

So ein Tag fängt bereits mit den, über die Jahre, antrainierten Ritualen an. Zur Toilette am Morgen das Handy auf eventuelle Nachrichten von Freunden überprüfen. Zum Kaffee aktuelle Börsennews studieren und beim Toast die Tageszeitung durchblättern. Auf dem Weg von der Wohnung zur Arbeit den Status der Kontakte in WhatsApp überfliegen, während Sie im Auto sitzend noch schnell die heutigen Termine sichten. Sie fiebern Ihrem Feierabend entgegen und versuchen, so gut wie nur irgendwie möglich, den Tag zu überstehen. Und so läuft das Spiel bis in den späten Abend. So oder so ähnlich vergeht ein ganzer Tag. Nach allen erfüllten Aufgaben, die das Leben von einem erwartet, arbeiten, Wohnung oder Haus putzen, einkaufen und zum Sport gehen oder Freunde treffen, liegt man dann endlich im Bett. Und was machen wir?

Wir checken nochmals unser Handy, stellen uns Schlafmusik ein oder sehen uns so lange irgendwelche sinnfreien Sendungen im TV an, bis wir letztendlich einschlafen. Und weil es so schön war, geht es am nächsten Tag genauso weiter. Ebenso die nächsten Tage, Wochen, Monate und Jahre. Sehr schön ist das! Was für eine wahnsinnige Zeitverschwendung. Das ist der Zahn der Zeit. Oder einfacher gesagt: Stress!

Sie denken sich jetzt wahrscheinlich, das ist doch kein Stress. Das ist doch völlig normal, das gehört zum Alltag. Also wenn Sie den Säbelzahntiger in Ihrer Höhle als Dauergast haben wollen, ist das Verhalten natürlich normal. Auch wenn Sie das nicht hören wollen, das alles ist, ob Sie es glauben oder nicht, Stress für Ihren Körper. So wie damals, als der Säbelzahntiger mitten in der Nacht in Ihrer Höhle, vor Ihrem Bettchen, stand und Sie daran erinnerte, dass das Leben endlich ist. Um das zu verstehen, erzähle ich Ihnen jetzt, was Stress eigentlich ist. Und was er mit Ihnen und Ihrem Körper veranstalten kann.

Zitat: Der Zeitmensch fliegt, fährt oder rennt. Er hat das Gehen verlernt. © Harald Schmid (1946 – 2020), auch: Harry Pegas, deutscher Aphoristiker

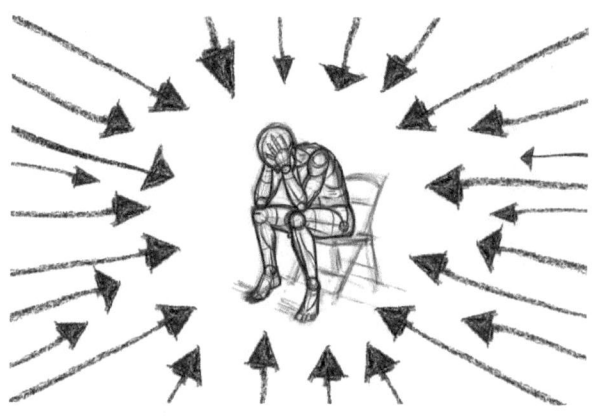

Definition von Stress

Kurz und knapp, Stress zeigt sich durch eine erhöhte körperliche und seelische Anspannung, die kurzfristig oder auf Dauer typische Reaktionen hervorruft. Daraus können langwierige Krankheiten und negative Gemütszustände resultieren. So viel zum Verständnis. Die typischen Reaktionen und verschiedenen Stresstypen werden im weiteren Verlauf genauer beschrieben. Es ist wichtig, dass Sie ein Verständnis für Stress entwickeln. Wie Stress sich anfühlt und wie Sie ihn erkennen können. Nur so können Sie dem Stress zuvorkommen und wirksame Methoden entwickeln, um diesem zu entgehen oder abzumildern. Denn erst wenn Sie Stress verstehen, können Sie ihm entgegenwirken und somit Ihrem Leben eine Chance auf Leben geben.

Es gibt unzählige Menschen, die ihr Leben nicht so leben, wie sie es eigentlich sollten. Ein jeder Mensch hat das Recht auf ein schönes, langes und gesundes Leben. Das steht bereits in der Bibel geschrieben. Stellen Sie sich das mal vor, 120 Jahre sollen es wohl sein. Es gibt sogar Forscher die meinen, dieses anhand einiger Faktoren berechnen zu können. Da heißt es, dass von jedem Säugetier die erforderliche Wachstumsphase, mit fünf multipliziert werden muss. Damit erhält man dann wohl die maximale Lebensdauer des jeweiligen Säugetiers (Mensch). Bei uns Menschen beläuft sich die Wachstumsphase auf ungefähr sechzehn bis vierundzwanzig Jahre. Das ist wohl genetisch festgelegt. Also wenn Sie jetzt nachrechnen, ist das schon ziemlich dicht dran. Nur leider gibt es eben Faktoren im Leben, die ein selbiges auch durch diverse Ereignisse und negativbehaftete Umstände beeinflussen und somit verkürzen können. Das ist in keiner Weise erstrebenswert und kann oft verhindert werden. Aber lesen und erfahren Sie selbst was darauf einen Einfluss ausübt oder eben nicht. Da die Definition jetzt klar und hoffentlich verständlich ist, gehen wir gleich zum folgenden Thema über. Fangen wir bei den Grundsätzen an und zeigen hier auf, was es mit dem Stress auf sich hat.

Was macht Stress (Dauerstress)? Auf Sie ausgeübter Stress ist im Grunde genommen nichts Schlechtes, wenn er gut dosiert und nicht fehlplatziert ist. Sie könnten in stressigen Situationen blitzschnell reagieren und ungeahnte Kräfte aktivieren, um Dinge in Bewegung zu setzen und sich schneller als normalerweise fortzubewegen. Dinge, wozu Sie sonst nicht imstande wären. Schwere Gegenstände heben, werfen oder schieben und vieles mehr. Oder dem Säbelzahntiger einfach davonlaufen und ihm somit das Abendmahl streitig zu machen.

Es verhält sich ähnlich wie bei einer Angstreaktion, Ihr Körper ist über allen Maßen aktiv. Hier greifen die gleichen Mechanismen. Stress und Angstreaktionen bedienen sich oft den gleichen, zahlreichen Hormonen in Ihrem Körper.

„Wer möchte nicht mit einem Findling in den Armen um den Berg rennen und anschließend das Pferd aus einem Wasserloch ziehen können?" Gut, das ist jetzt nicht gerade zeitgemäß, aber stellen Sie sich das mal vor. Wahnsinn! Das liest sich großartig, oder? Also, was ist jetzt am Stress so negativ?

Stress kann ein Leben retten oder aber eben auch manchmal dieses Leben nehmen. Und somit kann Stress auf lange Sicht sehr unangenehm und ungesund für Sie sein. Das muss man in seine Überlegungen mit einbeziehen, wenn es um die kurzfristigen oder die andauernden Reaktionen von Stress geht. Damit kommen wir auch schon zum Schattendasein von Stress. Zumindest vom anhaltenden Stress, dem Dauerstress. Stress kann Sie wirklich krank machen. Gerade dann, wenn er nicht normal dosiert und nicht vereinzelt vorkommt, wenn er zu einem Dauerzustand für Ihren Körper und Geist heranwächst. Was passiert in unserem Körper bei Stress?

Lange anhaltender Stress funktioniert wie ein roter Alarmknopf in unserem Körper, einmal aktiviert kommt es zu multiplen Reaktionen. Ich versuche das mal etwas genauer auszuführen. Achtung, jetzt wird es etwas wissenschaftlicher:

Es gibt eine Zentrale in Ihrem Kopf. Diese sitzt in Ihrem Gehirn, im vorderen Bereich des Temporallappens (seitlich, unten gelegener Anteil). Die Zentrale heißt Amygdala (Mandelkern) und ist ein paariges Kerngebiet, bestehend aus dreizehn verschiedenen Einzelkernen. Das ist der Sitz des Angstzentrums.

Die Amygdala ist ein Nervenzellenkomplex und ein Teil des limbischen Systems. Das limbische System ist ein Verbund von Nervenzellen unterschiedlicher Hirnstrukturen und spielt eine Rolle bei der Verarbeitung Ihrer Emotionen. Ganz genau: Ihrer Emotionen. Diese sind entscheidend für die Bewertung von Stress. Ihre Emotionen entscheiden über den weiteren Verlauf und über die jeweilige Folgereaktion auf die bestehende Stresssituation. Der Körper wird in einen Kampf- oder Fluchtmodus versetzt. Das sind normale und wichtige Funktionen. Hierfür werden zwei Signalwege benutzt. Ein Weg führt direkt über das sympathische Nervensystem und ist ziemlich reaktionsschnell, der andere Weg geht über den sogenannten Hypothalamus.

Der Hypothalamus sitzt im vorderen Bereich des Zwischenhirns, er koordiniert den Blutdruck und den Wasser-Salzhaushalt im Körper. Dieser schickt Botenstoffe los, um den Nebennieren mitzuteilen, dass sie jetzt dringend Cortisol benötigen. Das passiert zusammen mit anderen Botenstoffen und Zytokinen. Alles spezielle Proteine (Eiweißmoleküle), die das Zellwachstum und die Zelldifferenzierung (Zellveränderung) regulieren. (Puh, kurz Luft holen)

Bei Stress wird Ihnen ein Hormoncocktail in Ihre Blutbahn geschossen und damit diverse Abläufe in die Wege geleitet. Das sympathische Nervensystem meldet Ihrer Nebenniere, wir brauchen jetzt mehr Adrenalin und Noradrenalin. Ihr Herzschlag und der Blutdruck erhöhen sich und zur Energiegewinnung wird vermehrt Blutzucker freigesetzt. Ihre Muskeln haben jetzt Treibstoff, sie können jetzt große Leistungen abrufen. Ihr Körper bekommt jetzt mehr Sauerstoff und zusätzliche Energie bereitgestellt.

Der Sympathikus (vegetatives Nervensystem) ist jetzt aktiv, umgangssprachlich auch als „Fluchtnerv" bezeichnet. Sie können jetzt in der bevorstehenden Situation angemessen handeln, also rennen Sie schnell dem Säbelzahntiger davon.

Folgendes Szenario zum Verständnis: Der Säbelzahntiger steht vor der Höhle und hat es auf Sie abgesehen.

Der Körper reagiert nun wie folgt:

- Schneller Atem
- Blutdruck und Puls steigen, die Leber stellt mehr Energie in Form von Blutzucker her
- Blutgefäße weiten sich und nehmen mehr Sauerstoff auf
- Der Muskeltonus (Muskelgrundspannung) steigt und die Reaktionsfähigkeit ist erhöht
- Das Immunsystem läuft auf Hochtouren
- Ihre Verdauung kommt zum Erliegen, um alle Energie in den Fluchtmodus zu setzen.

Und als wäre das alles nicht genug, kann Ihr Körper in dieser Situation noch viele unglaubliche Dinge mehr. Jetzt wird die neuerfahrene Stress-Angst-Situation auch gleich im Hippocampus (Gedächtnis und

Lernzentrum) abgespeichert, um das nächste Mal, in der gleichen Situation, noch schneller reagieren zu können. Ist das nicht einfach unfassbar?

Das war jetzt mal eine vereinfachte Variante zum Thema Stressregulation. Sie sehen, Ihr Körper brennt ein wahres Feuerwerk für Sie ab. Nur schwierig, wenn er es andauernd macht. Gut zu wissen, was Stress in unserem Körper an Reaktionen auslöst. Sie können es Ihrem Körper ruhig mal danken. Richtige Schwerstarbeit ist das. Alles, was Ihr Körper gerade für Sie in Bewegung gesetzt hat, sollte nach der Beendigung des Stresszustandes wieder in den Normalzustand zurückkehren. Also, wenn der Säbelzahntiger doch nur an der Höhle vorbei geschlichen ist. Die komplette Reaktion läuft jetzt wieder entgegengesetzt.

Der Parasympathikus, der Gegenspieler des Sympathikus, übernimmt jetzt das Ruder und fährt Ihren Körper runter, Sie gehen in die Entspannung über. Der Körper startet seine Regeneration, die Verdauung läuft wieder an. Es werden Stoffwechselprozesse angeschoben, um sich zu erholen. Bis hier läuft es genauso, wie die Natur uns das im Laufe der Evolution in die Wiege gelegt hat. Doch was geschieht mit uns, wenn dieser gut funktionierende Mechanismus gestört ist? Was passiert, wenn der Alarmknopf gedrückt bleibt und der Parasympathikus nicht mehr die Oberhand gewinnen kann?

Wir haben dann so viel Adrenalin und Noradrenalin in unserem Blutkreislauf, dass der Sympathikus den Parasympathikus unterdrückt. Das ist ein Dauerstresszustand, es herrscht ein Ausnahmezustand in Ihrem Körper. Und dass, obwohl die Katze weit und breit nicht mehr zu sehen ist.

Unser Körper ist immer um das Gleichgewicht zwischen dem Parasympathikus und Sympathikus bemüht. Wenn das nicht funktioniert, werden unzählige Reserven aufgebraucht. Reserven, die Ihr Körper dringend benötigt, um alles in ihm am Leben zu erhalten.

Sie kennen das Yin und Yang? Eine Begrifflichkeit aus dem Daoismus (Taoismus). Darin sind, vereinfacht gesagt, entgegengesetzte und doch aufeinander bezogene Prinzipien abgebildet. Das sind Prinzipien, die sich ergänzen und zusammen harmonieren. So können Sie Ihren Parasympathikus und Sympathikus im Verhältnis sehen. Der Parasympathikus kann nicht ohne den Sympathikus existieren. Kommt es hier zu einer Störung, hat es unangenehme und gesundheitsschädliche Folgen für Sie.

Ich hoffe, Sie konnten mir bis hierher folgen und es ist einigermaßen verständlich. Wenn Sie sich weiter mit der Materie beschäftigen und Sie die Physiologie dahinter verstehen, wird Ihnen das Verständnis auch einige Ängste in Bezug auf die, vielleicht schon bestehende, Symptomatik von Stress nehmen können. Das ist nicht ganz uninteressant im Kampf gegen die Stresssymptome. Ich möchte Sie nicht gleich am Anfang des Buches verwirren. Ich verspreche Ihnen, ab jetzt wird es wieder einfacher zu verstehen sein.

Wir werden ungeahnte Möglichkeiten aufzeigen. Bleiben Sie tapfer und lesen Sie bitte weiter. Es wird

Ihnen neue Sichtweisen ermöglichen. Denn wo sich eine Tür schließt, öffnet sich bekanntlicherweise eine andere Tür. Wenn man dem Geist aus der Flasche auf die Schliche gekommen ist, ist das Verkorken der Flasche ein Kinderspiel. Oder, wenn Sie die Maskerade Ihres Verstandes durchschaut haben, schminken Sie sich jeden Abend mit einem Lächeln im Gesicht, selbiges ab.

Zitat: In der Unruhe lügt die Kraft. © Stefan Schütz (*1964)

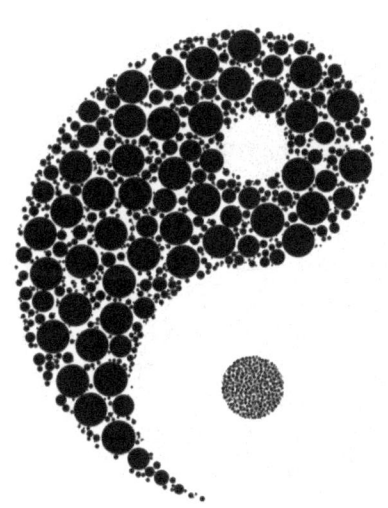

Stresshormone gefällig?

Sie erinnern sich an die oben bereits genannten Hormone? Das waren Adrenalin und Noradrenalin sowie das Hormon Cortisol. Diese Hormone sollte man kennen. Denn wenn hier ein Ungleichgewicht durch Dauerstress herrscht, haben wir nicht nur ein Problem. Diese Probleme summieren sich zu diversen Krankheitsbildern und sind Ihrer Gesundheit nicht zuträglich. Genauer gesagt kann Ihnen dieses Ungleichgewicht das Leben zur Hölle machen. Das können Sie sich nicht vorstellen? Hier mal eine kleine Zusammenfassung der stressregulierenden Hormone.

Was macht Adrenalin, wenn es im Körper nicht ausreichend reguliert wird? Es hält den Alarmknopf gedrückt, wie bereits besprochen; und das dauerhaft. Das fühlt sich nicht wirklich großartig an. Die andauernde Ausschüttung von Adrenalin wird Ihr Herz-Kreislauf-System ordentlich belasten. Ihr Blutdruck wird nicht nur unter der Belastung steigen, er bleibt dauerhaft erhöht. Ein zu hoher Blutdruck hat für Ihr Herz, Gehirn, die Augen und die Nieren gravierende, teils lebensbedrohliche Folgen. Der hohe Blutdruck lässt auf Dauer Ihre Gefäße verkalken (Arteriosklerose), ihre Herzkranzgefäße verengen sich. Es kommt zum Verschluss der Gefäße und ein Herzinfarkt (Myokardinfarkt) ist die Folge. Das Gleiche kann mit Ihrem Gehirn geschehen, das ist auch als Schlaganfall oder Apoplexie bekannt. Auch Ihre Augen können unterversorgt sein, dieses äußert sich dann wiederum in einem Glaukom (grüner Star). Was kann Adrenalin noch alles?

Kennen sie Extrasystolen? Das sind kleine miese Biester, die einem ganz schön den Tag versauen können. Auch als Herzstolpern (Herzrhythmusstörung) bekannt. Unter Dauerstress werden Ihre kleinen Herzzellen dazu animiert, mal nach Lust und Laune aus der Reihe zu tanzen. Solange, bis der Sinusknoten (Haupttaktgeber vom Herzen) wieder das Kommando übernimmt und alle wieder fein zur Zucht und Ordnung ruft. Um das Gefühl mal mit Worten zu beschreiben: Ein dumpfer Schlag, spürbar bis in den Hals oder den Bauch, macht sich bemerkbar. Meistens von einem kurzen Gefühl wie im Fahrstuhlfahren begleitet. Manchmal auch zusammen mit Übelkeit. Nach einem kurzen heftigen Extraschlag folgt eine kleine, verlängerte und fühlbare Pause im Puls (respiratorische Pause). In der Pause füllt sich das Herz mit mehr Blut und der nächste Herzschlag wird stärker wahrgenommen. Der Sinusknoten hat jetzt den Takt neu eingeleitet. Diese Extrasystolen gibt es vereinzelt oder in Folge, sogenannte Salven. Da rattert es in der Brust wie ein Maschinengewehr.

Das alles kann einem ganz viel Angst machen und dem Körper zusätzlich Stress bereiten. Was den Ball wiederum schön im Spiel lässt. Das ist ein Kreislauf, der sich immer wieder selbst nährt. Was haben wir noch? Herzrasen, innere Unruhe, vermehrtes Schwitzen und manchmal auch Muskelzittern. Ihr Körper läuft im oberen Drehzahlbereich, Sie haben wenig Hunger und fühlen sich dann auch irgendwann ziemlich müde und erschöpft. Ihr Blutzucker steigt, um Ihnen die nötige Energie zu liefern. An dieser Stelle, auch nicht ganz uninteressant, eine Anmerkung:

Durch die Folgen des Adrenalinüberschusses verbraucht Ihr Körper mehr Magnesium und Kalium, weil Ihr Körper andauernd in Aufruhr ist. Das sind wichtige Mineralien, die für ihre entspannende Wirkung auf das Herz, die Muskeln und die Gefäße bekannt sind. Wir finden des Öfteren einen Mangel an diesen Mineralien, wenn wir gestresst sind. Das ist dann in Ihrem Blutbild ersichtlich und muss korrigiert werden. Dazu später mehr.

Welches Hormon kommt als nächstes? Da haben wir das Stresshormon Noradrenalin. Zu viel Noradrenalin macht ähnliche Symptome wie ein Adrenalinüberschuss. Das ist dem Umstand geschuldet, dass diese beiden Hormone Hand in Hand gehen. Also ist auch hier ein erhöhter Blutdruck und eine erhöhte Herzfrequenz zu beobachten. Bei andauerndem Stress ist eine diagnostizierte Nebennierenschwäche durch die erhöhte Noradrenalin Produktion eventuell nicht auszuschließen.

Kommen wir zu dem Stresshormon überhaupt, dem Cortisol: Zu viel Cortisol macht Sie fett. Ja, Sie haben richtig gelesen. Es macht Sie fett. Es kommt zur vermehrten Fetteinlagerung am Bauch und im Gesicht, das typische „Mondgesicht". Manchmal sind eben nicht nur die Pizza und das Bier daran schuld, dass Sie aussehen wie ein Marshmallow. Auch zu viel Stress, gepaart mit schlechter Ernährung, wird für Fettpolster sorgen. Es kann auch zu einer unschönen Wassereinlagerung und/oder Wundheilungsstörungen führen. Bei einer Wundheilungsstörung also nicht immer nur an den zu hohen Blutzucker (Diabetes) denken. Es kann eben manchmal auch das „zu viel" an Cortisol im Blut dafür verantwortlich sein.

Auch eventuell entstandene Magengeschwüre und depressive Verstimmungen gepaart mit erhöhtem Blutdruck und erhöhter Atemfrequenz runden das Repertoire ab. Eine schöne Liste haben wir da, alles Symptome und Nebenwirkungen, die kein Mensch haben möchte. Im Übrigen verbrennt ein Cortisol-überschuss Ihren körpereigenen Eiweißspeicher, Ihre Muskeln. (Oh mein Gott)

Das war jetzt mal eine kleine Einführung in die wunderbare Welt der Hormone. Das sind nur kleine Auszüge zu den Folgen von Dauerstress auf Ihren physischen Körper. Die Auswirkungen auf Ihre Psyche und Ihr Gehirn stehen auf einem ganz anderen Blatt. Und glauben Sie mir, das kann einen wirklich verrückt machen. Denn hier gibt es ein Wechselspiel zwischen Körper und Geist. Also, was passiert in unserem Gehirn, mit unserem Denkapparat, dem Sitz des Menschseins? Was für Folgen hat es denn nun auf unsere Psyche?

Ein andauernder Stress macht uns tatsächlich vergesslich. Das ist ein nicht unwesentlicher Punkt und das haben Sie schon erlebt. Sie sind gestresst und genervt und müssen schnell mit dem Auto irgendwo hinfahren. Wo sind die Autoschlüssel? Wo muss ich lang fahren? Oder wie spät war es doch gleich? Kennen Sie bestimmt, oder? Das ist bedingt durch ein augenblickliches Einwirken auf Ihr Gehirn. Durch den aktuellen Stress der auf Sie einwirkt. Aber was passiert dort jetzt genau, wenn dieser Zustand länger andauert oder sogar anhält?

Steht unsere Amygdala unter Dauerbeschuss, wird sie überstimuliert. Das hat unweigerliche Auswirkungen auf die verschiedensten Bereiche und Areale in Ihrem Gehirn. Im Hippocampus, unserem Bereich für das Lernen und die gespeicherten Erinnerungen, werden weniger Gehirnzellen produziert. Das Ergebnis ist eine Abnahme der Erinnerungsfähigkeit und eine eventuell aufkommende Lernschwäche. Ängste und Gefahren werden mit Erinnerungen verknüpft und führen automatisch, bei Aktivierung, zu einem erhöhten Cortisolspiegel. Die Gefahren durch dieses Hormon habe ich Ihnen bereits dargelegt.

Tatsächlich gehen im präfrontalen Cortex (enge Verbindung zu Amygdala) ganze Nervenverbindungen verloren. Das klingt jetzt irgendwie gruselig, ist es auch. Der präfrontale Cortex sitzt an der Stirnseite unseres Gehirns. Unter Stress schenken wir emotionalen Situationen mehr Aufmerksamkeit als üblich. Stresssituationen werden nun oft falsch interpretiert und haben einen stärkeren Einfluss auf uns. Wir fühlen uns in dieser Situation schnell gereizt, sind oft hilflos und zu allem Überfluss auch noch ängstlich. Unsere Psyche wird unmittelbar in Mitleidenschaft gezogen und der Dauerstress macht Sie anfälliger für Depressionen und Angststörungen. Auch Panikattacken können ein Symptom von andauerndem Stress oder einer aufkommenden Angststörung sein.

Sie erinnern sich an die beschriebene Extrasystole (Herzstolpern)? Oft ist eine Panikattacke gleich das Erste was nach einer zum ersten Mal verspürten Extrasystole auftritt. Kein Wunder, dass versetzt so manchen gestandenen Mann in Angst und Schrecken. Um hier keinen falschen Eindruck aufkommen zu lassen, Frauen sind genauso betroffen wie die Herren der Schöpfung. Da wir schon beim Thema Mann und Frau sind: Von Ihrer Libido können Sie sich über kurz oder lang verabschieden. Wer Stress verspürt, hat weniger bis gar keinen Sex. Wie auch, wenn Sie ständig vor dem Säbelzahntiger davonlaufen oder dieser in Ihrem Schlafzimmer auf und ab läuft.

Aber noch mal zurück zur Extrasystole (Herzstolpern): Um Ihnen vorweg etwas die Angst vor solchen Symptomen zu nehmen, eine Extrasystole finden Sie auf jedem EKG, diese sind normal, bis zu einem gewissen Maß (ca. 500 Stück). Auch hierzu später mehr.

Als einen absoluten Ausnahmezustand für Ihr Gemüt, möchte ich folgenden Übeltäter nicht ungenannt lassen: Eine wirklich schlimme Folge von Dauerstress ist der echte Burnout. Ja, richtig gelesen, der echte Burnout (Zustand von tiefer emotionaler, körperlicher und geistiger Erschöpfung). Nicht der „ach ich fühle mich heute irgendwie müde, ich gehe heute mal nicht zur Arbeit"- Burnout. Nein, der Schweinehund, der Ihnen wirklich den Boden unter den Füßen wegreißt, und Ihnen unmissverständlich vermittelt, es ist Feierabend, Sie können so nicht weiter machen. Sie haben maßlos übertrieben. Er schaltet Ihren Körper einfach ab und zwingt Sie zur Pause. Und genau das passiert dann auch. Ihr Kopf weiß nicht mehr weiter, findet keine Lösungen mehr und Ihr Körper schreit nach Hilfe, sodass auch Sie das in Ihrem ganzen Stress nicht überhören werden. Versprochen!

Das wünschen Sie Ihrem größten Feind nicht. Ein Weg aus dieser Notlage ist ein langer und harter Weg. Und allzu oft konnte der Weg nicht bis zu Ende gegangen werden. Psychische und physische Folgeschäden sind geblieben. Ein bedauerlicher Zustand, aber leider traurige Wahrheit. Das Phänomen ist überall auf dieser Welt zu beobachten. So etwas dramatisches kann Dauerstress mit Ihnen machen und das wollen Sie, meine lieben Leser, nicht.

Im Übrigen gibt es heute immer noch unterschiedliche Meinungen zum Burnout. Besser gesagt, es gibt Ärzte, die das völlig ignorieren. Mit einem Schulterklopfen und dem gutgemeinten Rat, sich mal auszuschlafen, werden Sie nach Hause geschickt. Oder besser noch, gleich zur Arbeit, mit dem Appell an Sie: Sie sind nicht krank, Sie können arbeiten gehen. Ich habe das selbst erlebt und es hat bei mir für ein ordentliches Unverständnis gesorgt, um es mal harmlos auszudrücken. (Das sind diese Momente im Leben, voller Wut)

Zurück zum eigentlichen Thema: Bevor es zu diversen Symptomen kommt, merken die Betroffenen nicht, dass sie sich bereits in dem Anfangsstadium vom klassischen Burnout befinden. Sie sind ehrgeizig und zielstrebig. Das ist erst mal nichts, worüber man sich Gedanken machen sollte. Aber wenn Ihr Lebenspartner, Freund oder Freundin Sie nur noch nachts zu Gesicht bekommt, läuft etwas schief. Es sei denn, Sie sind auf eine Trennung aus. Oder einer dieser armen Menschen, die nur nachts arbeiten. Sie verstehen, was ich meine. Endlose Nachtschichten, mehrere Minijobs, nur um einigermaßen Geld zu verdienen.

Wir gehen mal davon aus, dass es sich tatsächlich um Ihren Ehrgeiz handelt bzw. den Versuch, mit aller Macht erfolgreich zu sein. Egal ob im Beruf, Sport oder sonstige Interessen. Wenn, einfach gesagt, Ihr Ehrgeiz über das normale Maß hinausschießt und Sie keinen Platz und keine Zeit mehr für andere schöne Dinge im Leben haben, spätestens dann sollten Sie genau hinsehen.

Sie befinden sich vermutlich in der ersten Phase des Burnouts. Wenn Sie diesen Zustand ignorieren, kommt es zum typischen Verlauf der Symptome.

- Nach der anfänglichen Euphorie folgt oft reduziertes Interesse und Rückzug vom Geschehen.
- Depressive Verstimmungen oder zunehmende Aggressionen nehmen überhand.

- Sie fühlen sich nicht mehr leistungsfähig und sie regenerieren sich körperlich und psychisch nicht mehr ausreichend.
- Eine Gleichgültigkeit macht sich in Ihren Gedanken breit, Sie stumpfen emotional ab.
- Erste psychosomatische Erkrankungen (Erkrankungen, deren Ursache sich nicht oder nicht vollständig körperlich erklären lässt) treten zum Vorschein (Schwindel, Kopfschmerzen, Panikattacken usw.).
- Verzweiflung, Suizidgedanken und Hoffnungslosigkeit sowie schwere Depressionen sind ernste Anzeichen dafür, dass das Kind bereits in den Brunnen gefallen ist.

Sollten Sie Symptome dieser Art bei sich feststellen, gehen Sie dringend zum Arzt Ihres Vertrauens. Seien Sie ehrlich, sich selbst und Ihrem Arzt gegenüber. Es bringt nichts, die Symptome immer zu verharmlosen oder auszublenden. Es wird nur noch schlimmer, wenn Sie sich nicht rechtzeitig helfen lassen. Glauben Sie mir bitte, soweit darf es gar nicht erst kommen. Sie müssen vorher aktiv werden. Ihre Gesundheit ist das größte Geschenk, was Sie jemals erhalten können.

Das ist Ihnen als Kind oder als Jugendlicher nicht immer bewusst, aber umso älter Sie werden, umso mehr wird das Thema Gesundheit für Sie eine Rolle spielen. Denn Sie werden immer daran interessiert sein, so lange wie möglich und so gesund wie möglich, auf diesem Planeten umherwandeln zu dürfen. Es liegt in unserer Natur am Leben bleiben zu wollen. So viel zu den Folgen von Dauerstress.

Also ich finde, die Symptome sind schon relativ eindeutig. Die aufgezeigten Symptome werden Ihnen die Richtung weisen. Denn nichts ist schlimmer, als die ständige Ignoranz der Symptomatik. Eine Auflösung der Symptomatik wie aus Zauberhand kann und wird es nicht geben. Sie müssen selbst daran arbeiten und aktiv werden und sich gegebenenfalls, wie erwähnt, helfen lassen. Ich weiß, dass es für viele Menschen schwer ist, sich einzugestehen, schwach, erschöpft und voller Unmut zu sein. Aber sich so zu fühlen hat einen Grund und den dürfen Sie nicht unter den Teppich kehren.

Gesundheitliche Probleme verschwinden nicht von allein, sie werden schwerwiegender. Das sage ich nicht, um Ihnen Angst zu machen oder diese zu verstärken. Angst ist in der Tat ein schlechter Begleiter. Ich möchte vielmehr die eigene Gesundheit in Ihr Bewusstsein rücken. Machen Sie sich klar, um was es hier eigentlich geht. Nur Sie können aktiv an den Folgen arbeiten, es wird kein anderer für Sie tun. Sie können das alles beenden, wenn Sie das denn auch wollen. Aber tun müssen Sie es eben selbst. Ich weiß, das sagt sich leicht, aber es ist nun mal eine absolute Notwendigkeit.

Zitat: Stress hat man nicht, man macht ihn sich. © Aba Assa (*1974)

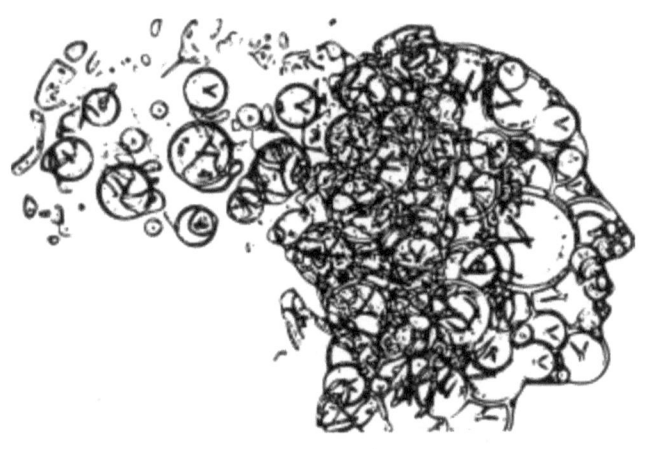

Auf Entdeckertour

Was können wir nun also tun? Um Dauerstress zu vermeiden oder zu bekämpfen, müssen wir negativen Stress (Disstress) identifizieren können. Wir müssen herausfinden, wo der Übeltäter sitzt und wo er herkommt. Und ob es denn überhaupt negativer Stress ist, denn es gibt tatsächlich auch positiven Stress (Eustress). Wie Sie sehen, muss Ihr Gehirn das Geschehen auch noch klassifizieren. Kennen Sie denn eigentlich den Unterschied? Den Unterschied zwischen negativem und positivem Stress? Sie werden feststellen, dass manche der auslösenden Situationen nicht eindeutig zuzuweisen sind. Warum Sie positiven Stress, wie zum Beispiel eine Geburt, als stressig empfinden oder vielleicht ihre eigene Hochzeit. Letztendlich sind es die Symptome und ihre Dauer, die ausschlaggebend sind und Ihnen die Richtung weisen.

Auch hier gilt: Wer die Auslöser kennt und deren Reaktionen ist klar im Vorteil. Mit diesem Wissen können Sie schon viel abwenden und den weiteren Verlauf mildern oder sogar ganz verhindern.

Auslöser und Reaktionen von negativem Stress (Disstress) sind z. B.

- Langfristige, andauernde und immer wiederkehrende Überlastung im Beruf oder Privatleben

- das Gefühl von Überforderung und Handlungsunfähigkeit gegenüber Ihrem Alltagsgeschehen und Ihren Mitmenschen
- Bei anstehenden Problemen finden Sie keine rationalen Lösungen mehr, bis sich die Probleme potenzieren
- Sie finden keine Möglichkeiten zur körperlichen und seelischen Entspannung
- Immer wieder entstehende Angstgefühle, Zukunftsangst, Verlustangst usw.

Diese Auslöser werden Ihnen auf Dauer ordentlich zusetzen und münden definitiv in Dauerstress für Ihren Körper. Oder ist bereits eine Folge dieses Dauerzustands. Hier nun ein paar Anregungen zum positiven Stress. Positiver Stress ist nie von Dauer und jeder hat diesen schon erlebt. Die Anspannung vor einem wichtigen Ereignis. Ein sportlicher Wettkampf, die eigene Hochzeit, die Geburt eines Kindes und die damit einhergehenden Glücksgefühle. Also alles, was sie kurzfristig in Euphorie versetzt und Sie vor Freude lachen, singen, springen und tanzen lässt.

Auslöser und Reaktionen von positivem Stress (Eustress) sind z. B.

- Anspannung und Entspannung (beruflich, privat) stehen im gesunden Verhältnis, das empfinden Sie als positiv

- Herausforderungen jeglicher Natur können Sie ohne Probleme meistern und Sie erfreuen sich an Ihrem Erfolg
- Sie fühlen sich leistungsfähig und stark, das bewirkt eine anhaltende Motivation (Sport, Aufgaben, usw.) Glücksgefühle
- positive Gedanken, gutes Essen usw. Sex (kann manchmal in Stress ausarten)

Es gibt noch unzählige Auslöser und Reaktionen mehr für positiven Stress. Aber hiermit können Sie in etwa nachvollziehen, was ich meine. Also einfach gesagt, alles was an Gefühlen und Gedanken in einen Dauerzustand übergeht, wird Sie früher oder später in einen negativen Dauerstresszustand versetzen. Und damit kommen die benannten Probleme. Bitte nicht falsch verstehen. Wenn Sie dauerhaft erfolgreich im Beruf sind und Sie das glücklich stimmt, ist alles in Ordnung, wenn es denn auch in einem gesunden Verhältnis steht. Also, wenn Sie für den Erfolg zehn bis vierzehn Stunden täglich arbeiten müssen, werden Sie auf Dauer einbrechen. Das kann Monate oder Jahre gutgehen, aber den Preis werden Sie bezahlen müssen. Es fehlt dem Körper dann auf jeden Fall die Regeneration von der andauernden körperlichen sowie psychischen Belastung.

Und wie das endet, wissen Sie ja nun bereits. Es ist schon ziemlich schwierig, ein erfolgreiches und trotzdem erfülltes Leben zur gleichen Zeit zu führen. Das ist so eine Lebensweise, die sich jeder auf die Fahne schreibt, aber die wenigsten erreichen. Dabei ist es eigentlich doch das Erstrebenswerteste, was ein Mensch in seiner kurzen Lebenszeit anvisieren sollte. Kurze Lebenszeit ist hier einmal bewusst ausgedrückt.

Ich finde, dass das Leben viel zu kurz ist, weil wir unerträglich viel Zeit verschwenden. Zumindest so lange, bis wir erkannt haben, worauf es im Leben wirklich ankommt. Wenn man das erst einmal verstanden hat, bleibt dem einen oder anderen nur noch wenig Zeit im Leben, weil wir einen Großteil unseres Lebens damit verschwenden, Träumen hinterherzujagen anstatt sie einfach zu leben. Gut, viel Zeit geht auch fürs Schlafen verloren. Statistisch gesehen ungefähr vierundzwanzig Jahre des Lebens. Vom andauernden Fernsehen mal ganz abgesehen. Oder wie mein Freund Mario bei roten Ampeln zu sagen pflegt, verschenkte Lebenszeit. Das kann auf ganz schön ernüchternd sein.

Aber in jedem gegangenen Weg wohnt ein Anfang inne. Und dieser beruht auf unserer Auffassungsgabe oder der eigenen Beobachtungsgabe. Das ist wichtig zu verstehen. Sie können Ihre vorhandene Beobachtungsgabe gerne dazu verwenden, sich selbst einmal zu beobachten. Und nicht wie bisher, um das eine oder andere Geschlecht in Augenschein zu nehmen. Ihre Beobachtungsgabe könnte vielmehr ein wichtiges Werkzeug sein, um den Säbelzahntiger schon bevor er zum Panikmacher mutiert, an die Leine zu nehmen. Ihn zu kontrollieren oder Manieren beizubringen. Sie merken bereits, jetzt sprechen wir schon davon, die

Katze an die Leine zu nehmen. Ein guter und wichtiger Schritt in die richtige Richtung.

Eins sollte Ihnen vielleicht jetzt schon klar werden: So etwas wie den Säbelzahntiger wird es immer in Ihrem Leben geben. Nur der Umgang mit diesem wird vielleicht etwas entspannter.

Wenn Sie die Stressquelle (Stressoren) im Vorfeld bereits identifizieren können, können Sie auch angemessen handeln und schlimmeres verhindern. Ich weiß das klingt jetzt wieder leichter als es ist. Wenn wir das immer könnten, würde niemand in die Falle treten und alle würden ein sorgenfreies Leben führen. Man wird ja wohl noch träumen dürfen.

Zitat: Magengeschwüre bekommt man nicht von dem, was man isst, man bekommt sie von dem, wovon man aufgefressen wird. Mary Wortley Montagu (1689 – 1762)

Stress im Auge behalten

Den Stress im Auge zu behalten ist das Eine, dessen Intensität zu beurteilen etwas ganz anderes. Alle Menschen sind von Natur aus unterschiedlich im Wesen. Somit auch unterschiedlich tolerant dem Stressereignis gegenüber. Dem Ereignis, das den Stress in unserem Kopf und Körper erst auslöst. Die sogenannte Stresstoleranz. Was bedeutet diese Stresstoleranz? Die Stresstoleranz oder auch Stressstabilität ist die Widerstandskraft gegenüber physiologischen und psychologischen Stressoren, die von außen oder innen auf uns einwirken. Und das betrifft nicht nur uns Menschen. Nein, tatsächlich ist das auch ein Thema bei Tieren und Pflanzen. Wussten Sie nicht? Eine Pflanze, die Heavy Metal mag, werden Sie mit Beethoven zum Suizid bringen oder umgekehrt. Ein kleiner Spaß muss sein. Ja tatsächlich, dass gilt für alle Lebewesen auf unserem schönen Planeten.

Also inwieweit wir Stress ertragen, ist individuell und wird von jedem Individuum anders empfunden beziehungsweise toleriert. Machen Sie sich bewusst, jeder Mensch hat eine innere Uhr. Das ist Ihre Lebenszeit. Und umso weniger Lebenszeit auf Ihrer Uhr steht, umso niedriger ist Ihre Stresstoleranz. Wobei man das so nicht stehen lassen kann. Es gibt auch Menschen, die sich vom Stress nicht sonderlich beeindrucken lassen, die ihr Leben ausgewogen und weitestgehend stressfrei verbringen und das bis ins hohe Alter. Ich nenne diese Leute immer gern emotional resiliente Menschen. Emotional resilient deswegen, weil sie in Stresssituationen, wo Anderen ausflippen, gelassen bleiben. Wie können diese Menschen das schaffen? Das erkläre ich Ihnen später.

Das mit der inneren Uhr und der Lebenszeit kann Ihnen aber tatsächlich ein inneres Ungleichgewicht verschaffen. Da zeigt Ihnen Ihr Körper, dass Sie wieder im Stress sind. Sie kennen das. Wie sagt man so schön? Rentner haben nie Zeit. Denken Sie mal darüber nach was das eigentlich bedeutet. Richtig, Ihre Lebenszeit läuft ab und das kann dem einen oder anderen Rentner bereits die Stresstoleranz herabsetzen. Verstehen Sie, oder?

Also drücken Sie das nächste Mal ein Auge zu, wenn sich wieder ein Rentner an der Kasse, in der Warteschlange, vordrängelt. Oder die Großeltern das geliebte Enkelkind nicht jedes Wochenende nehmen wollen. Okay, das könnte auch andere Gründe haben. Sie verstehen das.

Denen rennt sprichwörtlich die Lebenszeit davon. Wer möchte schon die restliche Lebenszeit in der Schlange im Supermarkt verbringen oder ständig die Windeln des Enkelkinds wechseln, während die Eltern den Freuden des Lebens frönen? Und das, während einem selbst die Lebenszeit abläuft. Was müssen wir also im Auge behalten? Wir müssen unsere Lebensumstände, Gewohnheiten und Glaubenssätze im Auge behalten. Arbeiten wir schwer oder viel und das für lange Zeit? Haben wir Entspannungsmomente und diese nicht nur einmal am Tag? Glauben wir, mehr Arbeit und mehr Geld machen uns glücklicher? Muss ich selbst viel Sport machen, um gesund oder leistungsfähig zu sein? Ist jedes Besitztum, Aushängeschild für ein erfolgreiches Leben? Ich könnte Ihnen jetzt tausend weitere Fragen in dieser Art stellen.

Es sind genau diese Dinge, die in uns Stress auslösen. Dinge, mit denen wir uns identifizieren, denen wir blind hinterherjagen. Wenn Sie der Säbelzahntiger jagt, macht er das, weil er Hunger hat und nicht, weil er eine weitere Trophäe benötigt. Behalten Sie diese Fragen im Auge, dann behalten Sie auch die Kontrolle über den Stress. Dass diese Selbstkontrolle nicht immer leicht ist, habe ich am eigenen Leib erfahren müssen.

Ich möchte Ihnen an dieser Stelle von meinem Erlebnis und dessen Folgen erzählen. Es war an einem Abend im November im Jahr 2012, ich hatte vier Wochen vorher meinen Job gekündigt und war im Begriff mein eigenes Unternehmen zu gründen. Die Zeit zur Vorbereitung zog sich schon fünf Monate hin und kostete viele Nerven, Zeit und Geduld. Es mussten viele Dinge neben der Arbeit organisiert werden.

Also war ich schon mal bis spät in die Nacht wach und wälzte Probleme. Wenn es darum ging, endlich einmal zu schlafen, wurden meine Lebenspartnerin und ich jede Nacht von unserer erst zweijährigen Tochter wachgehalten. Unsere Tochter hatte Probleme mit dem Durchschlafen und wir somit auch. Das ist kein Spaß, für Niemanden. Ein Leidwesen, das viele Eltern kennen und das hielt bereits über zwei Jahre an. Viele Nächte mit wenig Schlaf, jeden Morgen um fünf Uhr aufstehen und zur Arbeit gehen. Und das zehn bis zwölf Stunden täglich. Und um mich fit zu halten, machte ich drei bis vier Mal in der Woche Sport. Dazu, wie gesagt, Gründungspläne realisieren und fest daran glauben, dass man auf dem richtigen Weg ist. Und ganz wichtig, nebenbei auch noch Wünsche und Träume in Erfüllung gehen lassen oder zur Abwechslung etwas mit der Familie unternehmen. Bitte nicht falsch verstehen, aber das war schon heftig. Ein hohes Pensum, für mich jedenfalls. Das war mir aber bis zum besagten Abend überhaupt nicht bewusst. Doch dieser besagte Abend sollte alles verändern.

Am 21. November 2012, um 18:35 Uhr, sollte alles seinen Lauf nehmen. Warum erinnere ich mich so genau daran? Weil es ein einschneidendes Erlebnis für mich war. Ich dachte immer, mit 190 cm Körpergröße und sportlichen 105 kg bin ich unsterblich. Das fühlte sich dann auf einen Schlag nicht mehr so an.

Wir aßen gerade Abendbrot, als ich merkte, wie jedes gesprochene Wort immer dumpfer wurde. Um mich zu orientieren, sah ich, mir direkt gegenübersitzend, meine Tochter an. Alles war auf einmal wie in Watte gepackt. Mein Blick trübte sich und ich bemerkte auf einmal das Gefühl, als müsse man sofort losrennen. Mir war schwindelig und schlecht zugleich. Ich bekam auf einmal keine Luft mehr und sprang augenblicklich von meinem Stuhl auf. Ich taumelte in mein Wohnzimmer. Hier wollte ich mich auf den Boden legen und tat es dann auch gleich. Ich fühlte auf einmal mein Herz rasen, schlagend gegen die eigene Brust. So schnell, dass ich dachte, ich renne. Aber ich lag wie gesagt auf dem Boden.

Meine einzigen Gedanken waren: Ich muss auf die Beine, ich brauche Luft, geh raus. Also stand ich auf und lief auf die Straße. Meiner erschrockenen und besorgten Freundin rief ich nur zu, ich brauche Luft. Draußen konnte ich mich dann kaum auf den Beinen halten. Ich war fest entschlossen, zu meinem Freund Mario zu gehen. Der würde mich schnell ins Krankenhaus bringen.

Sie erinnern sich an Mario? Ja, nun wohnte er gleich eine Straße weiter, wie praktisch. Den Rettungsdienst zu rufen, kam mir in der Situation irgendwie nicht mehr in den Sinn.

Damit ich nicht wieder umsonst loslief, so wie in meiner Kindheit, beschloss ich Mario auf dem Weg anzurufen. Das war ja jetzt möglich, dank der Smartphones, die es heute so gibt. Er ging ran, gelassen wie immer. Ich sagte zu ihm „Mario, irgendetwas stimmt nicht mit meinem Herzen. Ich brauche Dich jetzt!" Ich hatte noch nicht einmal ausgesprochen, da sah ich ihn mir schon entgegenrennen. Was für ein Freund! Achtung, Held im Anflug. Er packte mich und zog mich in sein Auto, keine zehn Minuten später waren wir schon in der Rettungsstelle. Das ging schneller als mit dem Rettungsdienst, wirklich unfassbar. Hier angekommen ging alles ganz schnell. Es wurde ein EKG angeschlossen (ein Gerät, um Herzströme zu messen), Blutdruck und Puls gemessen, Blut wurde abgenommen, die Lunge und das Herz wurden abgehört. Zusätzlich wurde Sauerstoffsättigung gemessen und geprüft. „Oh, wie erstaunlich, ich hatte hundert Prozent Sauerstoff im Blut." Ich war wohl etwas überatmet und ich dachte, ich bekomme keine Luft. Das Gegenteil war der Fall, ich war bereits übersättigt. Der normale Sauerstoffgehalt liegt bei 94 - 98 % Sauerstoff im Blut. Also bekam ich eine Tüte vor Mund und Nase und wurde aufgefordert, durch die Tüte zu atmen.

Der Sinn der Sache ist folgender: Wenn in eine Papiertüte ein- und ausgeatmet wird, kommt kein neuer Sauerstoff hinzu. Sie atmen Kohlendioxid ein und somit erhöht sich auch der Kohlendioxidgehalt im Blut. Das hat wiederum zur Folge, dass sich die Atmung verlangsamt.

Zur gleichen Zeit wurde das EKG ausgewertet und das Blutbild analysiert. Es war alles in bester Ordnung. Nachdem ich nun wieder Luft bekam und eine normale Blutsauerstoffsättigung hatte, sprach ein Arzt mit mir: „Wie geht es Ihnen, können Sie mich hören?" Ich antwortete darauf: „Was? Was ist passiert?" „Nun ja, einen Herzinfarkt können wir bereits ausschließen. Die Blutwerte, bis auf einen Wert, sind gut und das EKG ist unauffällig. Sie haben hyperventiliert und dadurch zu viel Luft eingeatmet. Ihr Puls ist mit 136 Schlägen in der Minute eindeutig zu schnell. Und ihr Blutdruck ist mit 158/80mmHg etwas zu hoch. Aber nicht besorgniserregend. Zum Vergleich: Dire Normalwerte sind in etwa 120/80mmHg. Ab 130/90mmHg Blutdruck wird dieser als leicht erhöht eingestuft. Ein Ruhepuls bewegt sich bei dem Durchschnittsmenschen zwischen 60 und 90 Schlägen pro Minute. Bei Sportlern jedoch deutlich unter 60 Schlägen in der Minute. Das Herz schlägt bei Sportlern ergonomischer und kann mit weniger Schlägen (Kontraktionen) mehr Sauerstoff transportieren.

Der Arzt meinte nun: „Herzlichen Glückwunsch, Sie hatten eine Panikattacke. Haben Sie viel Stress?" Meine Antwort werden Sie bereits erahnen: Nein, Herr Doktor, jedenfalls nicht bewusst.

„Wie man sich doch immer in die eigene Tasche lügt."

Aus Sicherheitsgründen und wegen des Blutwertes, der aus der Norm war, hat sich der Arzt entschieden, mich für ein paar Tage stationär aufzunehmen. Da war ich also im Krankenhaus, ich zitterte noch immer am ganzen Körper und ich fühlte mich sehr schwach und ausgebrannt. Das war eindeutig dem vielen Adrenalin in meinem Blutkreislauf geschuldet, was ich damals noch nicht wusste. Ich wurde in einem Einzelzimmer untergebracht. „Der Arzt dachte sich wohl, dass ich erst mal Ruhe brauchte und das hatte ich auch dringend nötig."

Ich bekam zur Nacht eine Tablette mit dem Namen Tavor (Lorazepam aus der Gruppe der Benzodiazepine). Das ist im weitesten Sinne ein Beruhigungsmittel. Lorazepam besitzt eine sedierende, hypnotische und Muskel relaxierende Wirkung. Unglaublich, ich schlief die ganze Nacht bis zum Mittag des darauffolgenden Tages durch. Ich wurde wach und fühlte mich elendig. Mir war schlecht und ich spürte mein Herz noch immer rasen. Ich beschloss aufzustehen, um eine Schwester zu rufen. Doch das gelang mir einfach nicht. Auf der Bettkante sitzend stellte ich fest, dass mir total schwindelig war. Oder besser beschrieben, ich hatte das Gefühl, eine Haube oder einen Helm auf dem Kopf zu haben, etwa so wie eine Badekappe. Also drückte ich dann den roten Klingelknopf, der neben meinem Bett auf dem Nachtschrank lag. Eine Schwester eilte herbei.

Sie fragte mich: „Na, wie geht es Ihnen? Konnten Sie gut schlafen?" Ich dachte nur: Was hat Sie gesagt? Ich hatte das Gefühl, sie würde flüstern. Ich fragte die Schwester darauf hin, was passiert sei und wie es jetzt weitergeht. Sie sagte: Ich hole einen Arzt, der wird alles Weitere mit Ihnen besprechen. Der Arzt kam dann auch ca. zwei Stunden später.

Sie müssen Wissen, diese Leute stehen immer unter Dauerstrom, deren Schichtplan ist absoluter Stress. Das pure Grauen.

Mir schossen tausend Gedanken durch den Kopf und es fühlte sich überhaupt nicht gut an. Er nahm sich etwas Zeit und klärte mich weitestgehend auf. Mein Blutbild ergab mit 2,6 mmol/l einen zu niedrigen Kaliumwert. Als Normalwerte sind hier 3,5-5,0 mmol/l anzusehen. Sie erinnern sich? Stress ist ein Mineralstoffräuber! Der Sport, die Arbeit gepaart mit dem Stress im Alltag und schlechter Nahrungsaufnahme, bedingt durch falsche Ernährung, brachten einen sehr niedrigen Kaliumwert zum Vorschein.

Das war ein echter Kaliummangel. Diesen Kaliummangel erreichen Sie nur, wenn Sie sich tagelang übergeben oder von der Toilette nicht mehr herunterkommen. Das passiert auch, wenn Ihre Nieren Ihnen Probleme bereiten, Stichwort: Niereninsuffizienz (Nebennierenschwäche).

Kommt Ihnen bereits bekannt vor. Diese Werte erreichen Sie durch Dauerstress, der das eine oder andere leider zur Folge hat. Es ist immer wieder beeindruckend, wie die Dinge zusammenpassen.

Ich bekam erst einmal Kalium, um den Mangel auszugleichen und weiteres Lorazepam. Mein Körper sollte erst einmal zur Ruhe kommen. Das ging zwei Tage lang so, mit viel Schlaf und tausenden Gedanken. Ich fühlte mich trotzdem nicht besser. Der Arzt beschloss, mich an seine Kollegen zu vermitteln. Eine psychologische Begutachtung sollte folgen, bevor ich entlassen werden konnte.

Das Gespräch kam einem Frage- und Antwortspiel gleich und nach einer halben Stunde das unfassbare Ergebnis. Sie haben eine Panikstörung. Ich dachte, der Psychologe machte einen Scherz. Genau das habe ich gedacht, er macht einen Scherz. Er sagte, Dinge wie Burnout und eine daraus resultierende Panikstörung sei das Problem. Ich hörte schon nicht mehr hin, denn ich bekam gleich die nächste Panikattacke. Danach landete ich irgendwie wieder in meinem Zimmer und blieb die nächsten drei Tage dort.

Hier lag ich nun, mit meinem neuen Freund Lorazepam und jeder Menge offener Fragen. Ich verstand die Welt nicht mehr. Ich bekam jetzt morgens eine geringe Dosis Betarezeptorenblocker dazu. Diese blockieren und hemmen die Wirkung des „Stresshormons" Adrenalin und des Neurotransmitters Noradrenalin. Das Medikament soll meinen schnellen Herzschlag reduzieren oder normalisieren. Es handelte sich um das Medikament Bisoprolol in der Dosierung 2,5 mg und hatte als spürbare Wirkung, dass mein Herzschlag sich fast normal anfühlte. Dieser lag jetzt bei ca. 80 Schlägen in der Minute und war zwar bereits niedriger, aber für mich dennoch zu hoch. Ich habe sonst ca. 50 bis 55 Herzschläge in der Minute und das in Ruhe. Das ist wohl dem Sport geschuldet.

Sobald ich aber versuchte zu laufen, schnellte der Puls wieder hoch bis auf ca.135 Schläge in der Minute. Wirklich unangenehm ist das. Halbwegs stabilisiert entließ man mich jetzt aus dem Krankenhaus mit dem dringenden Rat, etwas kürzerzutreten und mich eventuell mit dem Gedanken einer folgenden Psychotherapie anzufreunden. Wissen Sie, wenn Ihnen jemand sagt, Sie sollen zu einem Psychologen gehen und dass, obwohl bei Ihnen bis vor ein paar Tagen die Welt noch in Ordnung war, ist das sehr befremdlich.

Ich dachte, ich spinne. Ja gut, irgendwie stimmt das ja auch, aber das muss man erst einmal verstehen. Bei mir hatte der Säbelzahntiger wohl nicht nur vorbeigeschaut, nein er ist gleich mit seinem Hab und Gut bei mir eingezogen. Und nein, ich meine jetzt nicht meine

Freundin. Obwohl, wenn ich so darüber nachdenke. Nein, das ist jetzt nur ein weiterer Scherz.

Das war nur ein kleiner Einblick aus dem normalen Wahnsinn, der einen bei Dauerstress überfallen kann. Im wahrsten Sinne des Wortes „kleiner Einblick". Denn die Geschichte endete damit noch lange nicht. Vielmehr war es ein Auftakt, eine Reise zum Verständnis der menschlichen Psyche wollte angetreten werden. Eine Lawine war losgetreten und nahm ihren zerstörerischen Verlauf. Also behalten Sie Ihren Stress immer im Auge, aber machen Sie sich bitte nicht verrückt. Das macht definitiv auch wieder extremen Stress.

Zitat: Die Hektik regiert so lange, bis man an ihr zerbricht. © Klaus Ender (1939 – 2021)

Psyche oder Körper?

Als ich damals aus dem Krankenhaus entlassen wurde, wusste ich erst einmal nichts, außer dass ich total erschöpft war und keine Idee hatte, wie es jetzt weitergeht. Ich war eingeschüchtert und erschrocken zugleich. Mein Körper signalisierte mir unmissverständlich, dass er genug von meinem Pensum hat. Das Problem war nur, ich hatte jetzt noch etwas über drei Wochen Zeit, um mich zu erholen. Das ist wahrhaftig nicht viel Zeit. Ich wollte im Januar 2013 ein Unternehmen gründen. Die letzten 5 Monate hatte ich mit der Vorbereitung verbracht. Jetzt war ich nicht mal mehr in der Lage, einkaufen zu gehen. Ich fühlte mich jeden Tag schlecht. Was also tun in dieser Situation? Es war etwas verstörend und aussichtslos.

Ich habe mein Leben lang jede Art von Problemen mit Sport kompensiert. Wenn ich Sport machen kann, bin ich auch nicht krank. Aber was konnte ich jetzt für Sport machen? Jetzt, wo ich mich so müde und schwach fühlte. Ich hatte in den letzten Wochen zehn Kilogramm Körpergewicht verloren, in erster Linie natürlich Wasser und Muskulatur. Falls Sie es nicht wissen: Zu viel Muskulatur ist für den Körper nur Ballast und purer Luxus. Das ist nur gut für Ihr Ego und ich hatte ein großes Ego. Ungenutzt und nicht gefordert verschwindet die hart erarbeitete Muskulatur von heute auf Morgen. Mir fiel also nur Ausdauersport ein, um wieder auf die Beine zu kommen und mein Herz und Kreislaufsystem zu trainieren. Gesagt, getan: Meine Freundin bestellte ein Fahrradergometer für zu Hause. Das ist eins dieser Geräte, dass man sich hinstellt und nie benutzt. Sie kennen das, nach einer kurzen Eingewöhnungsphase entwöhnen Sie sich auch wieder ganz schnell von dem Ding. Und schlussendlich wechselt es meistens seinen Besitzer. Schneller als man ahnt.

Frohen Mutes begab ich mich in den Sattel und strampelte um mein Leben. Nichts ahnend, dass genau das meinen Körper zum Anlass nehmen sollte, die Katze wieder aus dem Sack zu lassen. Der Säbelzahntiger stand jetzt wieder vor der Tür. Eine kleine Panikattacke auf einem Ergometer ist auch sehr witzig. Ich dachte, ich sterbe. Wenn man bereits einen hohen Puls durch die Anstrengung hat und dein Körper in der Panikattacke noch einen Gang dazu legt, weißt du, was die Stunde geschlagen hat. Es war wirklich unfassbar.

Ich stieg von meinem Ergometer und mein Herz raste so schnell, dass ich nicht mehr messen konnte, wie schnell das eigentlich ist. Ich hatte alles auf einmal. Ich bekam keine Luft, hatte Brustschmerzen und zitterte wie bei minus zwanzig Grad Außentemperatur. Und jetzt kam der absolute Knüller, das wohl Widerlichste was es für mich gibt. Sie erinnern sich bestimmt an die besprochenen Extrasystolen? Da waren sie, von jetzt an wusste ich genau, wie diese Biester sich anfühlen. Mit Abstand das mieseste Gefühl, das ich kenne. Ich hatte Todesangst, ich kannte diese

Extrasystolen vorher nicht und hatte auch noch nie davon gehört. Das nutzte ich als Anlass, den Rettungsdienst zu rufen. Oh mein Gott, was für ein Stress.

Dieser kam und nahm mich natürlich mit. Der typische Stopp & Go-Geschäft. Das lernt man in der Rettungssanitäter-Ausbildung. Stopp & Go deswegen, weil man eine schnelle Erstversorgung macht und dann sofort, bei Bedarf, ins Krankenhaus fährt. Oder eben den Notarzt nachfordert. In meinem Fall waren die Kollegen relativ gelassen. Sie schrieben ein EKG und stellten den schnellen, unregelmäßigen Puls natürlich fest. Ihre schnelle Diagnose: Extrasystolen mit sattem, unregelmäßigen 165/min Puls. Nicht schlecht für jemanden, der gerade auf dem Sofa sitzt. Dahin hatte ich mich geschleppt, weil ich dachte, ich kippe gleich um.

Wir fuhren ins Krankenhaus. In der Rettungsstelle angekommen, wurde ich schon mit folgenden Worten begrüßt: „Na, haben Sie wieder eine Panikattacke?" Ich sagte nur kleinlaut: „Mein Herz bleibt immer stehen. Es setzt andauernd aus." Und wieder an das EKG angeschlossen, ließ der Arzt schnell verlauten: Alles ist in Ordnung, harmlose Extrasystolen, beruhigen Sie sich bitte wieder. Ich bekam wieder eine Tablette mit Tavor und glitt eine knappe halbe Stunde später in das Reich der Träume. Ich war so sehr erschöpft. Nach vier Stunden Beobachtung wurde ich in die Häuslichkeit entlassen. Da saß ich nun mit meinem neuen Objekt der Begierde. Es schlägt in meiner Brust, mal ganz sanft und dann wieder sehr stark. Im Entlassungsbrief stand Extrasystolen und tachykard (ein zu schneller Puls), Zustand nach einer Panikattacke. Empfehlung zur Weiterbehandlung: kardiologische und- oder psychologische Vorstellung empfohlen. Ganz toll, soweit bin ich jetzt also gekommen. Ich soll zum Kardiologen? Also ist doch etwas mit dem Herzen? Und eine psychologische Vorstellung? Was soll das? Ich habe körperliche Symptome und keine psychischen Probleme. Oder etwa doch? Zu dieser Zeit wusste ich weder, wie es weitergehen sollte noch was alles vor mir lag. Wie auch? Das war absolutes Neuland für mich.

Da ich selbst einen medizinischen Beruf ausübte, war es klar, dass ich mich um die körperlichen (physiologischen) Symptome zuerst kümmerte. Mein erster und direkter Weg führte gradewegs und unverzüglich zum Kardiologen. Denn diese verfluchten Extrasystolen begleiteten mich jetzt jeden verdammten Tag. Erst waren es Vereinzelte, jetzt waren sie gefühlt jede Minute da. Mal für Stunden durchgängig, dann wieder vereinzelt über den Tag. Ein Leben in Angst und man sucht nach jeder denkbaren Lösung. Der Kardiologe machte all seine notwendigen Untersuchungen, vom normalen EKG über ein 24 Stunden EKG bis zum Ultraschall und Belastungs-EKG.

Ein Belastungs- EKG findet auf einer Art Ergometer statt. Hierfür tritt man gegen einen steigenden Widerstand, während die Herzströme gemessen werden. Es soll aufzeigen, wie das Herz unter Belastung arbeitet und eventuelle Probleme aufzeigen. Ich hatte durch meine Ergometer-Erfahrung gehörigen Respekt vor der Untersuchung und natürlich ein ungutes Gefühl. Schließlich bekam ich das letzte Mal eine Panikattacke auf dem Ergometer. Die Anspannung war bereits im EKG und bei der Pulsmessung zu sehen. Mein Herz war schon bei 120 Schlägen in der Minute, nur beim bloßen Gedanken an die bevorstehende Untersuchung. Nach all den Untersuchungen kam letztendlich heraus, dass ich herzgesund bin.

Das war großartig, nur erklärte es die Symptomatik nicht. Jedenfalls für mich nicht. Für den Kardiologen war klar: „Sie haben zu viel Stress." Gut, das wusste ich jetzt selbst, aber so richtig verstanden habe ich das bis dahin noch nicht. Ich glaubte felsenfest an eine körperliche Ursache. Ich bestellte mir Bücher über Extrasystolen und studierte jeden Artikel, den ich finden konnte. In allen Publikationen stand: Wenn Extrasystolen keine Ursache am Herzen haben, könnte Stress oder ein Mineralstoffmangel der Grund dafür sein. Im ganz Besonderen die Mineralien Magnesium und Kalium. Auch B-Vitamine und das Vitamin Q10 standen im Verdacht. Dazu kam noch das Vitamin D3 und Omega-3-Fettsäuren. Diese Omega-3 Fettsäuren sind wohl besonders gut für die Herzgesundheit. Zumindest möchte man uns das im Rahmen diverser Werbekampagnen als absolute Notwendigkeit verkaufen.

Na ja, wie es dann weiterging, können Sie sich vielleicht vorstellen. Ich setzte mich mit der Thematik immer mehr auseinander und stellte ganz nebenbei fest, dass die Symptomatik immer mehr zunahm. Jetzt war ich erst recht der Meinung, dass ich ein körperliches Problem habe. Ich hatte einen nachweißlichen Kaliummangel, also musste es da einen Zusammenhang geben. Ich ließ meinen Kaliumspiegel im Blut nochmals messen und es wurde festgestellt, dass er sich immer am unteren Grenzwert befindet.

Also füllte ich mit Bananen und einem Kaliumpräparat den Kaliummangel wieder auf. Zumindest dachte ich das. Da meine Symptome jetzt allgegenwärtig waren und ich mich jeden Tag mit diesen beschäftigte, schlitterte ich auf direktem Weg in eine unschöne Herzneurose. Eine Herzneurose ist ein wirkliches Problem und bedeutet nichts anderes, als dass man auf sein Herz fixiert und ständig in Sorge um das besagte Organ ist. Das geht mit einer Angst einher, dass dieses Versagen könnte oder eine schlimme Krankheit am Herzen diagnostiziert wird.

Diese zusätzliche Angst, Sie ahnen es schon, ist zusätzlicher Stress. So viel Stress, dass Sie das Gefühl haben, aus einem Säbelzahntiger wird ein ganzes Rudel von Säbelzahntigern. Das geht ganz schön an die Substanz. Substanz im körperlichen und psychischen Sinne. Fast tägliche Panikattacken waren jetzt hinzugekommen. Ich musste irgendwie raus aus diesem Teufelskreis. Mein Selbstversuch mit Kalium und anderen Nahrungsergänzungsmitteln (NEM) ging so ziemlich in die sprichwörtliche Hose. In diesem Moment jedenfalls. Denn wenn man etwas supplementiert, aber die Ursache nicht behoben ist, landet es entweder in der Toilette oder wird einfach verbraucht.

Ich will damit sagen: Wenn Sie zum Beispiel Magnesium überdosieren, landet es definitiv in der Toilette (Abwehrreaktion vom Magen-Darm-Trakt). So hat der Körper gar keine Zeit, seine Speicher zu füllen. Oder die Zellspeicher sind so leer, dass Ihr Körper das einfach verstoffwechselt, ohne den Zellspeicher zu füllen. Als würden Sie in der Sauna sitzen und ein Glas Wasser trinken. Verstehen Sie was ich meine? Ein ewiger Kreislauf und ich hatte beides. Die Speicher waren leer und der Verbrauch war zu hoch, um diese wieder vollständig zu füllen. Eine wirklich großartige Ausgangssituation. Ich experimentierte mit diversen Magnesiumvarianten. Denn hier gibt es kleine, nicht unbedeutende Unterschiede in der Verstoffwechselung und deren Aufnahme in die Körperzellen (Bioverfügbarkeit). Magnesium gibt es in den verschiedensten Verbindungen.

Es gibt anorganisches Magnesium, organische Magnesium, ionisches Magnesium und noch Magnesiumöle. Und jede Verbindung hat eine andere Verfügbarkeit für Ihren Körper und somit auch verschiedene Wirkmechanismen. Auf das Thema gehe ich später noch genauer ein.

Ich musste es also irgendwie schaffen, meinen Stress zu reduzieren. Denn das war ja der eigentliche Mineralstoffräuber. Und wieder leichter gesagt als getan. Dazu muss man erst einmal verstehen, dass die Frage, Körper oder Psyche, so nicht direkt beantwortet werden kann. Wenn jemand das Thema Psyche völlig ignoriert, wird er auf Dauer wahrscheinlich keine Heilung erfahren und umgekehrt trifft es genauso zu. Wenn man die körperliche Symptomatik immer nur auf die Psyche schiebt, könnte man eventuell etwas wichtiges übersehen. Etwas, was den Heilungsprozess nur weiter verzögert oder eventuell noch Schlimmeres. Ich möchte damit verdeutlichen, wenn Sie körperliche Symptome haben, lassen Sie diese von einem Arzt abklären. Solange, bis eine körperliche Ursache ausgeschlossen ist. Sie haben zum Beispiel Magenschmerzen. Lassen Sie das begutachten, nicht dass ein Magengeschwür dahintersteckt. Andersherum kann andauernder Stress auch Magenschmerzen verursachen.

Gehen Sie also der Sache immer erst körperlich auf den Grund. Wenn hier nichts Organisches zu finden ist, wunderbar, der halbe Weg ist geschafft. Erst dann begeben Sie sich auf die psychische Ursachenforschung, das kann manchmal etwas schwieriger werden. Denn nicht jeder ist gleich ehrlich zu sich selbst und dem Arzt gegenüber schon mal gar nicht. Ein Mann ist eben ein Mann und eine Frau geniert sich einem Arzt gegenüber zu sehr, um auf das wirkliche Problem aufmerksam zu machen. Es hilft aber alles nichts. Nur wenn Sie bereit sind, an sich zu arbeiten, wird es Möglichkeiten der Heilung geben.

Also es gibt nicht Körper oder Psyche. Sie müssen beide Wege gehen. Hören Sie bitte auf, sich bei Symptomen ständig zu fragen, ob das psychisch oder körperlich bedingt ist. Gehen Sie den Weg im Ausschlussverfahren, nur dann haben Sie eventuelle Sicherheit oder die ersehnte Gewissheit. Ich kann Ihnen aber jetzt bereits sagen, dass viele Symptome psychischer Natur sind. Jedenfalls, wenn Sie vorher nie Schwierigkeiten hatten und sich bester Gesundheit erfreuten. Einen Bluthochdruck haben Sie nicht von heute auf Morgen, der entwickelt sich über einen langen Zeitraum. Eine Panikattacke mit Bluthochdruck können Sie dagegen von jetzt auf sofort haben. Und diese ist definitiv psychischer Natur. Es gibt auch Menschen, die Angst vor schlimmen Krankheiten haben, eigentlich jeder denke ich. Viele scheuen dann den Gang zum Arzt. Machen Sie das nicht. Wenn es Ihnen nicht gut geht, hat das einen Grund, eine Ursache. Diese Ursache muss gefunden und behoben werden, nur so können Sie ein sorgenfreies und schönes Leben führen.

Denn manchmal versteckt sich hinter dem Säbelzahntiger auch eine bis dahin unbekannte Krankheit. Eine Krankheit, die vielleicht eben nicht ohne ärztliche Hilfe zu diagnostizieren und zu beheben ist. Merke: Eine gute psychische Verfassung verhilft Ihnen immer zur schnelleren Heilung im körperlichen Krankheitsfall. Genauso wie eine schwere körperliche Krankheit Ihnen zwangsläufig irgendwann an die Psyche geht. Das ist ein ständiges Wechselspiel.

Passen Sie also auf bei der Beurteilung und Selbsteinschätzung Ihres gegenwärtigen Zustandes. Manchmal verdeckt das Eine das Andere und macht es so schwierig, die wirkliche Ursache auf Anhieb zu finden. Es ist also ratsam, beide Möglichkeiten der auslösenden Ursachen in Betracht zu ziehen. Erst dann wer-

den Sie erfolgreich bei deren Bekämpfung oder Auflösung sein.

Zitat: Stress ist, wenn man schreiend aufwacht und
bemerkt, dass man noch gar nicht eingeschlafen war.
© Willy Meurer (1934 – 2018)

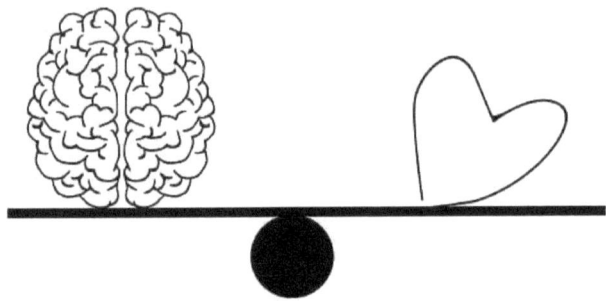

Im Hamsterrad

Leider ist es oft so, dass wir uns bei der Suche nach der Ursache des Stressempfindens schwertun. Es ist meistens darin begründet, dass wir an unseren Glaubenssätzen festhalten, uns oft Schwierigkeiten, Ängste und Gefühle einfach nicht eingestehen. Stress hat so seine Eigenarten. Zu viel Stress wird Sie auf Dauer verändern und das bleibt meistens für Sie auch eine Zeit lang unbemerkt. Es ist viel mehr so, dass Ihr Umfeld früher oder später auf Sie reagieren wird. Das ist dann aber fatalerweise für Sie schon zu spät oder anders ausgedrückt, es ist dann bereits ein absolutes Alarmzeichen. Spätestens hier sollten Sie einlenken und über sich nachdenken, sich reflektieren. Wenn einer Ihrer Freunde den Mut hat, Sie darauf anzusprechen, sollten Sie das nicht ignorieren.

Stress geplagte Menschen kennen Sie selbst in Ihrer Umgebung, im Freundeskreis oder in der Familie. Das sind meistens die lauten, schnell sprechenden, fast schon cholerisch anmutenden Menschen. Diese, bei denen Sie immer denken: Gut, dass ich nicht mit Dem oder Der zusammenleben muss. Gut, dass der Abend gleich zu Ende ist. Oder es sind die Menschen, die sich aus der Öffentlichkeit spontan zurückziehen. Hier ist es meistens bereits zu einer krankhaften Entwicklung gekommen. So in etwa passt die Beschreibung, glaube ich, ganz gut. Wenn Sie diesem Menschen helfen wollen, sprechen Sie diesen an. Thematisieren Sie Ihr Empfinden, jedenfalls dann, wenn es sich um einen Menschen handelt, der Ihnen am Herzen liegt und umgekehrt. Bei den anderen Leuten laufen Sie sonst Gefahr, zur Zielscheibe für überschießende Emotionen zu werden. Viele haben sich in dieser Situation schon eine Ohrfeige abgeholt oder mussten sich einer verbalen Auseinandersetzung stellen. Also bitte passen Sie auf sich auf, es kann ziemlich unangenehm werden.

Vielleicht haben Sie dieses Verhalten bei sich selbst schon beobachtet? Das Gefühl, Sie stecken fest, stecken fest in Ihren Gedanken, Emotionen oder Sie befinden sich in einer Gefühlsachterbahn. Egal was Sie tun, Sie bewegen sich im Kreis? Sie kommen zu keinen klaren Gedanken und Lösungsansätzen? Zu keinem zufriedenstellenden Ergebnis? Egal in welchem Bereich ihres Lebens, Unmut macht sich breit und wird zu einem Dauerproblem.

Willkommen im Hamsterrad. Sie sind gefangen in sich selbst. Ihr Zustand dauert nun bereits so lange an, dass ein gewisser, chronischer Verlauf zu beobachten ist. Wie gesagt, Außenstehende können das viel einfacher erkennen als Sie. Nur haben wenige Menschen den Mut, Sie darauf anzusprechen. Und wenn es dann doch mal vorkommt, schätzen Sie diesen Menschen wert. Nicht jeder oder jede hält gerne die Wange für eine Freundschaft hin. Das ist eine echte Freundschaft oder Partnerschaft. Sie stecken bereits so fest in Ihrem Hamsterrad, dass es Ihnen selbst gar nicht gleich auffällt. Sie wundern sich nur, dass alles und alle immer gegen Sie sind. Egal was Sie machen, machen Sie es für sich, um sich zufriedenzustellen. Das macht Ihr Ego mit Ihnen, nur dass Sie diese Zufriedenheit nicht mehr erreichen oder verspüren. Schwierige Zeiten sind das, ich kann ein Lied davon singen. Hamsterrad deswegen, weil Sie unbemerkt immer das Gleiche tun und Ihr Denkmuster nicht neu ausrichten. Weil es Ihnen nicht auffällt oder Ihnen schlichtweg der Mut zur Neuausrichtung fehlt. Beziehungsweise sagt Ihnen niemand, dass Sie das tun könnten.

Als ich mich in meiner schwierigen Phase befand und es nicht gleich mitbekam, war ich teilweise sehr ungerecht. Ungerecht meinen Mitmenschen und mir gegenüber. Es ist schon schwierig, sich das selbst einzugestehen. Was soll ich Ihnen sagen? Es befreit ungemein, wenn man das erkennt oder mitgeteilt bekommt und nimmt auch einen Teil der Last, die man mit sich trägt. Als meine Freundin mich darauf ansprach, dachte ich nur: Na klar, jetzt bin ich wirklich an allem schuld. Habe ich denn nicht genug um die Ohren? Muss ich jetzt auch noch Rücksicht auf die Befindlichkeiten anderer Mitmenschen nehmen?

Wenn ich diese Zeilen schreibe, wird mir einmal mehr bewusst, wie festgefahren ich eigentlich war. Ich habe mich unbewusst nur noch mit mir und meiner Welt (Psyche, Physis) beschäftigt. So bin ich immer tiefer in meine Thematik eingetaucht. Alle Symptome verstärkten sich immer mehr. Und ich dachte immer: Warum geht es nur mir so? Ich las alles, von dem ich nur im Ansatz dachte, hierin könnte eine Lösung versteckt sein, ich musste sie eben nur finden. Teilweise war ich so gut informiert, dass ich in jedem Arztgespräch der Rädelsführer war. Das führte dazu, dass ich umso mehr keinem Arzt mehr vertraute. Denn schließlich konnte mir niemand helfen oder ich wollte es einfach nicht so sehen. Ich hatte die Symptome und nicht der Arzt.

Das ist schon verrückt, wenn man so tief in der Problematik drinsteckt, dass selbst die richtigen Ansätze zum Problem werden. Dann ignorieren Sie irgendwann jeden gut gemeinten Rat und wollen nur noch aus diesem Alptraum aufwachen. Das Schlimme ist, genau das wird nicht passieren. Jedenfalls solange, wie Sie nicht erkannt haben, dass Sie in einem Hamsterrad sitzen und das Problem Sie selbst sind, Sie mit Ihrer Einstellung, Ihren tiefsitzenden und oft falschen Glaubenssätzen. Das sind Probleme, die Sie selbst heraufbeschworen haben und die Sie täglich nähren. Es sind Ihre Gedanken und Handlungen, die zu Ihren Symptomen führen. Wenn Sie sich auf eine Sache fokussieren, wird sich die Welt, in der Sie leben, auch nur darum drehen.

Es ist wie bei einem Verstärker für elektrische Gitarren. Sie geben einen musikalischen Input, in diesem Fall Ihre Gedanken, und es kommt ein verstärkter Output (Gedankenflut) dabei heraus. Oder vergleichen Sie es mit einem See. Sie werfen einen Stein hinein und dieser kleine Stein wird erst Kreise im Wasser sichtbar machen und dann Wellen schlagen. Diese wiederum sind dann im ganzen See zu erkennen. So in etwa dürfen Sie sich das vorstellen mit Ihren Gedanken und Ängsten. Erst einmal tiefer in den Gedanken versunken, wird es definitiv Kreise ziehen. Es liegt nun bei Ihnen, wie sich diese auf Ihrem See ausbreiten. Ich denke, wir haben das jetzt verstanden und können uns darüber Gedanken machen, wie wir das Hamsterrad wieder verlassen können. Denn genau das werden Sie, auf lange Sicht gesehen, tun müssen. Ohne die Bereitschaft, sich von Ihrem bisherigen Handeln zu verabschieden, wird es keine Heilung geben. Machen Sie sich klar, wo Sie jetzt stehen und handeln Sie. Befreien Sie sich von Ihren festgefahrenen Gedanken, Tagesritualen und Ihren Glaubenssätzen. Das alles hat Sie genau hierhergeführt. Nein, es ist nicht Ihre Umwelt, die Sie an diesen Punkt gebracht hat. Es ist der Umgang mit den innerlichen und äußerlichen Einflüssen. Einfach das, was Sie daraus machen.

Zitat: Der höhere Mensch hat Seelenruhe und Gelassenheit, der gewöhnliche ist stets voller Unruhe und Aufregung. Konfuzius (551 - 479 v. Chr.)

Aus dem Hamsterrad

Da Sie sich Ihrer Lage nun hoffentlich bewusst sind, wird es Zeit, aus dieser wieder auszusteigen. Lassen Sie den Säbelzahntiger allein seine Runden im Hamsterrad drehen. So ist er wenigstens beschäftigt und hat keine Zeit, Sie zu jagen. Sie erinnern sich an die sogenannten emotional resilienten Menschen? Wir werden uns diese Faszination nun etwas genauer ansehen. Um eins gleich klarzustellen: Diese Leute werden nicht mit dieser Eigenschaft oder Fähigkeit geboren. Es ist viel mehr so, dass es Menschen gibt, die unterschiedlich auf ihre Umwelt und die verschiedenen Reize reagieren.

Sie kennen das. Viele Menschen werden bei dem Anblick einer Spinne fluchtartig den Ort der Begegnung verlassen. Wohingegen es andere Menschen gibt, denen diese armen, verhassten Tiere völlig egal sind. Und glauben Sie mir, das ist keine angeborene Fähigkeit. Meistens finden wir Parallelen in Ihrer Kindheit. Es werden manchmal negativ empfundene Erfahrungen von Ihren Eltern, Verwandten oder Geschwistern an Sie weitergegeben oder auf diversen anderen Wegen wie Medien oder ähnliches. Für Sie ist das dann eine Tatsache und wird ungeprüft in Ihrem Gehirn abgespeichert. Dreimal dürfen Sie raten, was mit Ihnen passiert, wenn Ihre Mutter beim Anblick einer Spinne schreiend davonläuft. Und das immer und immer wieder in Ihrer ganzen Kindheit. Sie werden wahrscheinlich eine Abneigung gegen Spinnentiere entwickeln. Und so ist das in allen Bereichen. Das ist ein negativ behaftetes Denkmuster und wird Ihnen und Ihrem Körper nur bei den Gedanken an Spinnen bereits Stress bereiten.

Was hat das mit emotional resilienten Menschen zu tun? Ganz einfach: Diese Menschen haben sich neue Denkmuster und Gewohnheiten antrainiert. Gewohnheiten, die es Ihnen ermöglichen, sich gegen Stressfaktoren oder falsche Denkmuster zu behaupten. Diese Gewohnheiten ermöglichen Ihnen wahrscheinlich den Ausstieg aus dem Hamsterrad oder verhindern sogar den Einstieg.

Nehmen wir das Beispiel mit der Spinne. Sie haben Angst vor Spinnen und treffen nun in Ihrem Gartenhäuschen auf dieses fiese, gemeine Tier. Ihr antrainierter Reflex zur Flucht ist Ihrem Denkmuster geschuldet. Ihr Körper reagiert aus Gewohnheit. Das macht er, weil es der einfachste Weg ist und energieeffizient zur Verfügung steht. Sie flüchten, denn ihr Gehirn überflutet Sie jetzt mit antrainierten Angstgefühlen und Stresshormonen. Es hat ja immer funktioniert. Jetzt ist es aber an Ihnen, dieses Denkmuster zu durchbrechen und sich ein neues zuzulegen. Das ist ganz einfach. Bleiben Sie stehen, flüchten Sie nicht. Halten Sie die Situation aus und überprüfen Sie Ihr Handeln. Ist es nötig wegzulaufen? Wird dieses kleine haarige Biest Sie jetzt wirklich anspringen, im Netz fesseln, vergiften, fressen oder was weiß ich noch alles? Ich denke nicht. Also wozu nun flüchten? Halten Sie es mal ein paar Minuten aus. Und wenn Sie dann noch flüchten wollen, tun Sie es. Aber üben Sie die Begegnung und Sie werden sehen, über einen kurzen Zeitraum werden Sie dem vorherrschenden Fluchtgedanken widerstehen können. Sie werden irgendwann nicht mehr flüchten wollen.

Ihr Gehirn haben Sie jetzt erfolgreich umprogrammiert. Und was macht das? Genau, auf lange Sicht weniger Stress. Und mal ganz ehrlich, was ist eine Spinne gegen einen Säbelzahntiger? Und was lernen wir jetzt daraus? Sie müssen bei einem Reiz, der auf Sie einwirkt, nicht immer gleich Ihren üblichen Reaktionen verfallen. Atmen Sie stattdessen mal tief durch und überprüfen kurz Ihr Handeln. Überprüfen Sie in aller Ruhe die Situation auf Dringlichkeit und Bestand und erst jetzt reagieren Sie angemessen.

Dabei werden Sie bereits feststellen, dass Sie in manchen Situationen nun viel gelassener als sonst reagieren und das ist auch gut so. Denn das bereitet Ihnen weniger Stress. Genau das ist es, was wir wollen, weniger Stress. Als nächster Punkt auf Ihrer Liste sollte folgendes stehen: Nehmen Sie Ihren Leistungsdruck raus. Sie denken, Sie haben keine Zeit? Sie haben Zeit. Denn Zeit ist nicht nur eine messbare Größe, nein, die Zeit kann Ihnen auch in stressigen Situationen behilflich sein. Die Zeit ist eine Erfindung der Menschheit, Tiere kennen nur einen Sonnenaufgang und Sonnenuntergang. Oder haben Sie schon einmal eine Giraffe mit einer Uhr um den Hals gesehen?

Manchmal machen wir uns Stress, weil wir uns immer wieder an einen Gedanken klammern, händeringend nach Lösungen suchen und Ergebnisse erzielen wollen. Aber wissen Sie was? Lassen Sie das doch die Zeit mal für Sie regeln. Wie heißt es so schön? Die Zeit heilt alle Wunden. Nun ja, zugegebenermaßen macht sie das nicht immer gleich ersichtlich, aber geben Sie sich mal die Zeit. Zeit zum Analysieren, zum Begutachten, für neue Blickwinkel oder nur Zeit für sich selbst. Es ist dann des Öfteren so, dass wir eine neue Perspektive bekommen oder eine neue Sichtweise. Mit dieser neugewonnenen Sichtweise kann das Problem gleich weniger bedrückend wirken. Weniger bedrückend heißt in diesem Sinne weniger Stress. Manchmal ist es einfacher als man denkt.

Wenn Sie mal wieder in die Verlegenheit kommen, einen unumstößlichen Fakt nicht akzeptieren zu können, üben Sie sich in Akzeptanz.

Sie müssen nicht immer dagegen sein. Wie jetzt? Ich soll einfach aufgeben? Nein meine Lieben, Akzeptanz bedeutet nicht aufzugeben. Akzeptieren heißt, eine Tatsache anzunehmen als das was sie ist und im weiteren Verlauf an Lösungen zu arbeiten. Es gibt Tatsachen im Leben, die müssen Sie einfach akzeptieren lernen. Nur dann wird der Umgang damit leichter. Leichter Umgang, weniger Stress? Na bitte, geht doch.

Lesen Sie gerne Bücher oder Zeitungen? Machen Sie wahrscheinlich, denn sonst würden Sie diese Zeilen bestimmt nicht lesen. Wieso machen Sie das? Genau, weil Sie nicht alles wissen. Warum wollen Sie dann

immer recht haben? Wir Menschen haben so eine unschöne, egoistische Angewohnheit, wir wollen immer
recht haben. Und das auf Teufel komm raus, überall
und jederzeit. Im Beruf, im Privatleben, in der Öffentlichkeit, einfach in jeder erdenklichen Situation. Das
kann ganz schön mühsam und stressig sein. Und wissen Sie was? Das ist es für Ihr Wohlbefinden definitiv.
Wie wäre es mal, auf das Recht zu verzichten? Sie
müssen sich nicht immer behaupten oder kämpfen
wie ein Haifisch, nur um Ihr Recht einzufordern.

Lehnen Sie sich mal zurück und lassen andere sich
zum Narren machen. Es reicht meistens schon aus, zu
wissen, dass man recht hat. Das kann auch befriedi-
gend sein und erspart nicht nur unheimlich viel Zeit
und Mühe, sondern schon auch Ihre Nerven. Klingt
jetzt irgendwie nach weniger Stress, oder? „Ich
glaube, wir haben gerade einen Lauf."

Kümmern Sie sich stattdessen mal um sich selbst.
Wenn Ihr Gegenüber mal wieder sein Recht einfor-
dert, entspannen Sie sich. Sie müssen nicht gleich wieder ihre Überlegenheit demonstrieren. Denken Sie
sich einfach „Bleib ruhig und entspannt", ich muss
erst mal einen Tee trinken. Ja, machen Sie das, das ist
großartig. Eine Tasse Tee, ein bisschen durchatmen
und schon sind Sie ganz bei sich. Nehmen Sie sich im
Laufe des Tages immer mal wieder kleine Auszeiten.
Wie, das geht nicht? Auf Ihrem Handy können Sie
aber wie wild herumtippen? Merken Sie selbst, oder?
Tee trinken und entspannen, Entspannung gleich weniger Stress. Es läuft!

Das sind kleine, richtungsweisende Hilfestellungen, an denen Sie arbeiten sollten. So werden Sie es irgendwann schaffen, resilienter dem Stress gegenüber zu sein. Neue Denkmuster sind Ihr Ausstieg aus dem Hamsterrad und wenn Sie es schaffen, Ihre Denkmuster zu überarbeiten und sich neue Gewohnheiten anzueignen, wird Sie das Leben mit der ein oder anderen Überraschung belohnen. Das verspreche ich Ihnen. Nur den Mut dafür müssen Sie selbst aufbringen.

Sie werden wieder offen für die schönen Momente im Leben sein und es zur Abwechslung auch mal weniger stressig erleben.

Nur für den Fall, dass Sie das schon verlernt haben. Das Leben könnte tatsächlich viel entspannter verlaufen. Vorausgesetzt Ihr Denkapparat lässt das zu.

Zitat: Es gibt Leute, die Magengeschwüre haben, und Leute, die Magengeschwüre verursachen. (Autor unbek.)

Neue Wege gehen

Wie Sie ihre festgefahrenen Denkmuster auflösen, wissen Sie ja nun bereits. Es gibt noch weitere, hilfreiche Möglichkeiten und Techniken, die Sie zu Ihrem Vorteil nutzen können. Um neue Denkmuster zu trainieren, brauchen Sie einen offenen und wachen Geist. Sie müssen in der Lage sein, eine Situation zu erkennen und entscheiden, wie Sie dann reagieren und handeln wollen. Diese Sekunde bis zur Entscheidung können Sie gedanklich ausdehnen. Ja genau, nehmen Sie sich die Zeit. Niemand verlangt von Ihnen, sich immer gleich zu entscheiden oder eine Antwort parat zu haben. Nutzen Sie diese Sekunden und Sie werden weniger gestresst reagieren. Eine hilfreiche Technik, um überlegt zu reagieren, funktioniert über die Atmung.

Atmen Sie, bevor Sie reagieren, erst einmal entspannt vier bis sechs Mal durch, schön ein- und ausatmen. Das ist ganz einfach: Jetzt hat Ihr Gehirn die Zeit, die es braucht, um in Ihrem Denkapparat die Bibliothek zu öffnen und nach Antworten zu suchen. Sie werden erstaunt sein, wie viel Sie wirklich wissen, wenn Sie erst einmal die Zeit haben, Ihre Gedanken zu ordnen. Wir atmen, um Sauerstoff zu bekommen, damit unser Körper leben kann. Das ist so weit verständlich. Aber das Atmen macht auch etwas ganz anderes mit uns. Es beruhigt Ihren Körper und Geist. Sie können das auch durch Übungen perfektionieren. Das wird in den Medien als Meditation, Yoga und so weiter hoch und runter gebetet. Wenn Sie meditieren wollen, wunderbar, machen Sie das. Meinetwegen auch Yoga, wenn Sie das wollen. Das alles wird definitiv Ihren Stress um einiges mindern.

Manchmal können wir das aber nicht oder es gelingt uns einfach nicht. Eben weil wir schon so gestresst sind, dass es uns schwerfällt, uns zu fokussieren. Das ist aber leider notwendig beim Meditieren. Manchmal funktioniert es auch nicht, weil diese Techniken einfach nichts für Sie sind. Meditieren geht über die Atmung oder besser gesagt über die Kontrolle des Atems. Das soll und kann den Körper beruhigen. Allein diesen einen Fakt können wir uns bereits zu Nutzen machen. Wenn Sie gähnen (tief atmen), nehmen Sie vermehrt Sauerstoff auf und Sie werden auch schlagartig entspannter als vorher sein. Das ist Ihnen bestimmt schon aufgefallen.

Nein, Sie sollen jetzt nicht andauernd gähnen, wenn jemand was von Ihnen will. Obwohl Sie damit früher oder später auch weniger Stress haben, da Sie dann wahrscheinlich sowieso nicht mehr oft angesprochen werden. Das könnte nämlich auf den Einen oder den Anderen einfach nur unhöflich wirken. Vielmehr können Sie die Technik des Durchatmens für sich mehrmals am Tag nutzen, nicht das ständige Gähnen. Üben Sie das ruhig gleich einmal. Ja, genau jetzt.

Bitte das Buch mal kurz, nach der gelesenen Anleitung, zur Seite legen und sich aufrecht hinsetzen oder aufstehen. Und bitte liebe Damen und Herren, jetzt nicht hecheln oder schnaufen und schon gar nicht grunzen. Ich bin keine Hebamme und das ist kein Schwangerschaftskurs.

Atmen Sie jetzt langsam und tief durch die Nase ein. Zählen Sie dabei ruhig bis drei oder vier, jetzt halten Sie bitte den Atem bewusst für ein paar Sekunden an. Zählen Sie einfach bis fünf oder sechs und dann atmen Sie langsam, mit leicht geschlossenem Mund, über diesen wieder aus. „Das nennt man auch eine Lippenbremse." Zählen Sie dabei bis sieben oder acht und lassen dabei die Luft langsam ausströmen. Danach folgen Sie wieder Ihrem natürlichen Atemreflex. Denken Sie sich dabei folgende Affirmation (Beteuerung, Zustimmung): Ich bin ganzruhig und absolut entspannt. Wir wiederholen diese Übung nach ein paar normalen Atemzügen wieder. Mindestens 5-mal hintereinander bitte.

Eine Lippenbremse ist eventuell erst einmal ungewohnt für Sie. Legen Sie die Lippen aufeinander und pressen Sie die Atemluft leicht über die Lippen aus. Ihre Lippen sind dabei nicht verkrampft bitte einfach lockerlassen. Das aktiviert Ihren Parasympathikus. Sie werden jetzt auf jeden Fall entspannter und Ihr Gehirn kann durch die vermehrte Sauerstoffaufnahme effizienter arbeiten. Entscheidungen fallen Ihnen jetzt leichter und Sie können Ihre Gedanken etwas beruhigen. Das wiederum führt gleich zu weniger Stress. Eine Meditation ist im Grunde nichts anderes, nur eben auf eine längere Zeit ausgerichtet. Sie können das eben auch kürzer und dafür öfter am Tag tun. Das Beste ist,

Sie können das überall, wo Sie sitzen, stehen oder liegen. Selbst beim Laufen geht das wunderbar.

Sie werden bald feststellen, dass Sie durch diese Übung auch weniger gähnen müssen. Das ist der vermehrten Sauerstoffaufnahme zu verdanken. Weil wir eben den ganzen Tag nur flach über den Brustkorb atmen. Das ist Atmen auf Sparflamme und nicht gesund für Ihren Körper. Sie müssen lernen, über den Bauch, ein- und auszuatmen. Das ist das richtige Atmen, so wie es bereits nach der Geburt automatisch gemacht und leider auch wieder verlernt wird.

Übrigens nutzten diese Technik bereits die alten Samurai. Somit schärften Sie Ihren Verstand und Ihre Sinne, um Ihrem Gegner überlegen zu sein und einen bevorstehenden Kampf für sich zu entscheiden. Die bekannten sieben Atemzüge der Samurai. (Gänsehaut)

Meine nächste Überlegung zielt auf ein einfaches und doch schwer auszusprechendes Wort. Ein klares, unmissverständliches und unverblümtes „Nein". Wir leben in einer Leistungsgesellschaft, jeder muss immer und überall bereit sein, bereit zum Handeln und zum Helfen. Wir müssen arbeiten, erreichbar sein und uns behaupten. Wissen Sie was? Genau das müssen Sie eben nicht. Sie können auch einfach mal „Nein" sagen. Das ist ganz einfach, üben Sie das.

Kannst Du mir bitte beim Umzug helfen? Nein! Kannst Du mich bitte vom Bahnhof abholen? Kurz überlegen. Nein! Gehst Du mir bitte noch schnell Zigaretten kaufen? Ja, auf jeden Fall! Und bleiben Sie weg! Rauchen hat nichts Entspannendes. Es wird Ihnen nur durch die Gesellschaft und die Medien suggeriert. Es ist und bleibt stark Gesundheit gefährdend! Ständig sollen wir irgendetwas für andere tun. Machen Sie das nicht, sagen Sie des Öfteren einfach „Nein". Dann wird man zukünftig auch weniger von Ihnen verlangen und Sie haben mehr Zeit für sich. Jetzt mal im Ernst: Ich hasse Umzüge und Sie hassen es auch. Das „Nein" sagen kann sogar richtig Spaß machen, probieren Sie es doch gleich mal aus.

Heute mindestens drei Mal „Nein" sagen, bitte. Und bitte nicht wieder falsch verstehen, Sie sollen nicht zu einem Gesellschaftsmuffel werden, aber zeigen Sie Grenzen auf. Nein, Nein, Nein! Ganz einfach. Menschen haben leider die egoistische Angewohnheit, das auch schnell ausnutzen zu wollen, wenn jemand immer „Ja" sagt. Es ist auch viel einfacher, als Jemanden für irgendeine Dienstleistung bezahlen zu müssen, wenn der Freund doch sowieso immer bereitsteht. Ja, so schlängeln sich manche Menschen gekonnt durchs Leben. Immer auf Kosten der Anderen, aber das ist jetzt auch wieder ein anderes Thema. Diese Leute regen mich einfach nur auf. Da helfen die sieben Atemzüge auch nicht weiter. Das ist natürlich nur Spaß, ich übe noch. Vielleicht klappt es ja bald.

Als Nächstes nehmen Sie Ihr Handy und werfen Sie es bitte in das Klo! Kurze Denkpause: Ja ich weiß, natürlich machen Sie das nicht, aber ich wollte es einfach mal wirken lassen. Aber Sie könnten es! Setzen Sie die Ihnen wichtigen Menschen auf eine Prioritätenliste.

Das sind Menschen, die Sie immer erreichen können und für alle anderen stellen Sie den Klingelton auf stumm. Springen Sie nicht gleich immer an das Telefon, sobald es nur einen Ton von sich gibt oder vor sich hin vibriert. Man kann im Zweifel auch mal zurückrufen.

Ich persönlich lasse mein Telefon zu Hause, wenn ich privat unterwegs bin. Das ist wie ein Kurzurlaub. Glauben Sie nicht? Sie müssen ganz stark sein, um es mir gleichzutun. Es wird Ihnen einiges abverlangen. Nur die ganz Starken werden mir nachahmen können. Mein Gott, machen Sie es einfach, sie werden schon sehen. Dieser ganze Telefonwahnsinn bestimmt mittlerweile das Leben von Milliarden Menschen. Wie schön war die Zeit, als wir noch kein Telefon besaßen und alle Zeit der Welt hatten. Keine SMS beantworten müssen und keiner der uns ständig über das Telefon sagte, was wir zu tun und zu lassen haben. Einfach großartig. Sie kennen meine Meinung. Versuchen Sie es einfach mal, schalten Sie das zeitfressende Monster in Ihrer Tasche einfach ab. Es wird Ihnen erst einmal seltsam vorkommen, aber daran gewöhnen Sie sich ganz schnell. Versuchen Sie es bitte.

Heute schon einen „Coffee to Go" gehabt und das belegte Brötchen gleich mit verschlungen? Natürlich auf dem Weg ins Büro, so ganz nebenbei. Dabei noch telefoniert und eine Zigarette geraucht? Sie fragen sich dann ernsthaft, warum Sie Stress haben? Weil Sie sich diesen selbst machen. Ich sehe das jeden Tag auf der Straße. Wie kleine Teletubbies huschen diese Anzugträger an mir vorbei und denken der Zeit ein Schnippchen schlagen zu können. Dabei ist es genau umgekehrt, die Zeit besiegt uns alle. Nur verstanden haben Sie das noch nicht. Dabei könnte es so einfach sein:

Stehen Sie eine halbe Stunde früher auf. Genießen Sie die Zeit zum Frühstücken, wenn Sie denn unbedingt ein Frühstück brauchen. Trinken Sie Ihren Kaffee doch mal auf einer Parkbank und üben Sie dabei das Atmen. Das wird Sie unheimlich entschleunigen. Ihre Zigarette danach, als Stressbekämpfer, können Sie getrost vergessen! Da fallen mir gleich die Radfahrer ein, die mit ihrem Glimmstängel im Mund Fahrrad fahren. Haben Sie gewusst, dass, wenn Sie unter Anstrengung (Fahrrad fahren) rauchen, sich Ihre Gefäße so verengen können, dass dies augenblicklich zum Herzinfarkt oder Schlaganfall führen kann? Auf dem Fahrrad versteht sich. Also ich kann mir definitiv etwas Besseres vorstellen. So könnte das Fahrradfahren ohne Rauchen sogar Ihrer Figur zweckdienlich sein. Bitte unbedingt weitersagen, das ist offenbar nicht jedem bewusst.

Nebenbei fällt auch des Öfteren auf, dass viele gestresste Menschen etwas übergewichtig sind. Woran das zum Teil liegt, habe ich Ihnen bereits erklärt. Man sollte meinen, wer viel Stress hat, ist Spindel dürr. Leider ist oft Gegenteiliges zu beobachten. Man möchte meinen, dass ordentlich Nahrungskalorien verbrannt werden, wenn der Körper immer in Alarmbereitschaft ist. Das ist auch halbwegs richtig, aber eben nur halbwegs. Die Wahrheit ist, dass viele Menschen, die unter

Stress leiden, viel mehr Nahrungskalorien zu sich nehmen als sie wirklich verbrauchen. Das liegt daran, dass viele kleine Mahlzeiten aus schlechten Kalorien konsumiert werden. Oder eben wenige große Mahlzeiten und das ebenfalls aus unbrauchbaren Nahrungskalorien. Dann ist es eben mal der Schokoriegel, die Pizza, der Döner, kurz gesagt Fast Food im Allgemeinen. Die Hauptsache ist, es ist billig und geht schnell. Sie nehmen teilweise so viele Kalorien mit diesem Essen auf, dass Sie direkt an einem Marathon teilnehmen könnten, wenn Sie nicht dazu auch noch komplett aus der Form wären. Sie verstehen, was ich meine?

Sie essen mit diesem sogenannten Fast Food hunderte von leeren und unbrauchbaren Kalorien. Diese bestehen aus Einfachzucker und vielen ungesunden, gesättigten Fettsäuren. Das macht Ihre Gefäße auf Dauer krank, aber das wissen Sie ja bereits.

„Sie warten bestimmt schon auf die Technik, die Zauberformel, die Sie trotzdem alles essen lässt?" Es gibt keine! Hören Sie auf, diesen ganzen Müll in sich hineinzustopfen.

Das Zauberwort heißt Zeit. Nehmen Sie sich diese, egal was Sie tun. Sie müssen im Grunde genommen nichts außer atmen, essen und trinken, schlafen und auf die Toilette gehen und einfach täglich dafür Sorge tragen, dass Sie das auch können. Erst dann kommt alles andere, wenn Sie sich dann die Zeit dafür nehmen wollen. Das sollte zukünftig auf Ihrer To-do-Liste ganz oben stehen. Wenn Sie das alles nicht machen, sterben Sie, bevor Ihnen jemand den Strom abstellt, das Haus pfändet oder das Auto stilllegt. Das sind alles Sachen, die den einen oder anderen Stress bereiten. Also kümmern Sie sich erst mal um Ihr leibliches Wohl, sonst können Sie diesen ganzen Herausforderungen ja nicht gerecht werden. Das wäre ja auch wieder dramatisch. Aber zurück zum Thema.

Beziehen Sie diese Überlegungen mit ein, wenn es wieder heißt Schokoriegel oder Haferflocken zum Frühstück? Döner oder Putenbrust mit Salat zum Abendessen? Achten Sie einfach mal auf Ihren Körper, er wird es Ihnen danken. Dazu aber später mehr, da werde ich Ihnen einige Schlüsselfaktoren bezüglich Ihrer Nahrungsaufnahme aufzeigen (Biochemie).

Haben Sie schon einmal vom Minimalismus gehört? Ja, natürlich haben Sie das. Die Medienlandschaft ist in den letzten Jahren auf den Zug mit aufgesprungen. Jeder hat bereits darüber berichtet, nur so richtig verstanden hat das Thema bisher Niemand. Auf jeden Fall ist es das, was mir meine Umwelt vermittelt, wenn ich aus dem Fenster blicke. Riesige Autos, teure Designermode und volle, mit Menschen gefüllte, Läden an jeder Ecke in der Stadt. Wie stehen Sie denn zu diesem Thema?

Ich finde das Thema absolut spannend. Was das mit Ihrem Stress zu tun hat? Ganz einfach. Minimalismus kann Sie wahnsinnig schnell entschleunigen. Er kann Ihnen massiven Druck aus den Gedanken nehmen. Es ist wie ein Befreiungsschlag, wenn man erst mal verstanden hat, worum es im eigentlichen Sinne geht. Ein maßvoller Verzicht, um das Leben auf das Nötigste zu beschränken. Und dennoch alles haben, was man braucht. Das ist purer und echter Minimalismus.

Wir sind schon komische Individuen, wir müssen immer alles besitzen. Ein Auto, so groß, dass eine Familie darin wohnen könnte. Ein überdimensionales Haus, in dem früher ein ganzes Dorf einen Unterschlupf gefunden hätte. Die American Express Black-Card sowie Ringe und Ketten aus Gold und mit Diamanten besetzt gehören zum guten Ton und sind ein „Must-have" für alle, die etwas Besonderes darstellen wollen. Ein Telefon, das so viel kostet, dass eine indische Familie einen ganzen Monat davon überleben könnte. Das verrückte daran ist, dass wahrscheinlich genauso eine Familie ihr überteuertes Telefon für ein paar Cent an Produktionskosten und zum Hungerlohn hergestellt hat. Ein Fernseher so groß, dass Sie Eintrittskarten für Ihr Wohnzimmer verlangen könnten. Überall wo man heute hinsieht, Überfluss in vollen Zügen, Bling-Bling an allen Ecken.

Wissen Sie, was das mit Ihnen macht? Stress! Die Beschaffung und das Hinterherjagen nach diversen Luxusgütern und Ihren Trophäen bereitet Ihnen Stress. Ja, wir sind Jäger und Sammler, aber leider fernab von unseren angedachten Pfaden. Sie denken, das sind Belohnungen für Ihre harte Arbeit? Und wieder steckt der Teufel im Detail. Was Sie dafür opfern müssen, steht hier in keinem Verhältnis. Ich kann Ihnen da wieder ein schönes, persönliches Geschehen schildern. Viel Jahre habe ich so eine komische Angewohnheit gepflegt. Nach etwa zwei Jahren musste ich immer meine Möbel in der Wohnung erneuern. Ich konnte sie einfach nicht mehr sehen. Ich brauchte immer etwas Neues. Der Schrank hatte auf einmal zu wenig Platz. Das Sofa könnte gemütlicher und moderner sein. Der Esstisch war zu klein, die Stühle unbequem. Das Bett könnte auch mal erneuert werden und überhaupt, die Küche muss raus. Ich kann hier meinen Kochkünsten keinen freien Lauf lassen. Das ging wirklich viele Jahre so. Bis ich auf die Lösung gestoßen bin. Vielmehr wurde ich darauf gestoßen.

Ich hatte mal wieder die großartige Idee, mein Wohnzimmer komplett zu erneuern. Es mussten neue Schränke her, mein Sofa und mein Fernseher waren auch nicht mehr zeitgemäß. Da ich beruflich sehr eingespannt bin, werden diese Dinge meistens online bestellt. Wie gesagt, so getan. Ich bestellte alles und schmiss im gleichen Atemzug alles an Möbeln raus. Die neuen Möbel sollten zeitnah geliefert werden und ich hatte noch etwas Zeit zum Renovieren.

Nach Vollendung der Renovierung wurde jedoch erst einmal nur das Sofa geliefert. Das war die ersten zwei Tage überhaupt nicht weiter schlimm. Nach einer Woche sehr befremdlich und nach zwölf Tagen ein Ereignis. Ich war kurz davor auszuflippen, aber ich beruhigte mich und wollte es einfach mal geschehen lassen. Die restlichen Möbel kamen dann ca. zwei Wochen später. Wissen Sie, was in der Zeit passiert ist? Nichts, absolut nichts. Mir war es dann auf einmal egal, denn es ging auch ohne Fernseher und ohne den bestellten Schrank. Eigentlich geht alles ohne diese Dinge. Das muss man aber erst verstehen lernen.

Ein neues, modernes Sofa? Wozu? Weil ich mehr darauf sitzen möchte? Ein größeres TV, weil ich dann mehr sehen kann? Ein noch größerer Schrank, um den ganzen angesammelten Müll besser verstauen zu können? Damit musste jetzt Schluss sein. Ich machte einfach folgendes: Ich entledigte mich aller unnützen Dinge und beschloss mich auf das Wesentliche zu beschränken. Es führte dazu, dass, wenn ich Besuch bekam, alle erst einmal komisch schauten. Es kam zu Äußerungen wie „Es sieht etwas steril, nackig und ungewohnt in Deiner Wohnung aus". Das störte mich aber überhaupt nicht, denn ich wusste ja, was ich damit bezweckte. Im Gegenteil, ich hatte dann immer das Gefühl, alles richtig gemacht zu haben.

Was soll ich sagen? Heute hat sich das Bild gewandelt, viele meiner Freunde haben den Sinn erkannt und folgen dieser Idee. Und ja, es beruhigt unheimlich. Das alles hat Auswirkungen auf unseren Stress und unser Wohlbefinden. Wenn Sie sich auf das Wesentliche beschränken, wirkt alles sehr harmonisch. Es ist nichts im Überfluss und es wirkt nichts überladen. Alles hat seinen Zweck, nichts steht oder liegt herum. Sie brauchen kein neues oder moderneres Sofa. Sie wollen nicht mehr sitzen, als Sie es müssen. Bewegen Sie sich lieber, gehen Sie an die Luft, in die Natur und genießen Sie die Ruhe. Das baut Ihren Stress gleich noch mehr ab. Den Stress, den Sie beim ständigen neuen Renovieren und Möbelkauf haben, können Sie sich nun getrost sparen, von Ihrem Geld mal ganz abgesehen. Alles in allem, eine absolute Win-Win-Situation. Das Schönste daran ist, Sie können das sofort umsetzen.

Fangen Sie an! Schnappen Sie sich einen dieser riesigen blauen Säcke und sehen Sie sich in Ihrem zu Hause um. Werfen Sie alle Dinge dort hinein, die herumliegen und ewig nicht gebraucht oder angefasst wurden. Nein, um Himmelswillen, ich meine nicht Ihren Partner. Ich meine Bücher, Vasen, Schüsseln, Dekoartikel oder eben diese ganzen „Stehrumchen" in Ihrer Wohnung. Bringen Sie das in Ihren Keller und warten Sie zwei bis drei Monate ab. Wenn Sie es bis dahin immer noch nicht benötigen, folgt der nächste notwendige Schritt.

Verschenken oder verkaufen Sie die Sachen. Wenn es keiner haben möchte, bringen Sie es zum Wertstoffhandel. Aus den Augen, aus dem Sinn. Ganz einfach ist das. Auch das können Sie üben. Sie werden überrascht sein, mit wie viel Müll Sie sich und Ihre Wohnung oder Ihr Haus belasten. Sie werden immer eine aufgeräumte Häuslichkeit haben. Aber Vorsicht, mich stört es mittlerweile schon, wenn ein Buch am falschen Platz liegt. Es geht also auch noch extremer. Man kann auch eine Obsession daraus machen. Reißen Sie sich bitte zusammen. Das darf nicht wieder in Stress ausarten, wir wollen das Gegenteil erreichen.

Jetzt kommt es, Sie ahnen es. Des Deutschen liebstes Besitztum. „Oh mein Gott, er meint jetzt nicht mein Auto." Natürlich meine ich das Auto. Bevor Sie jetzt ausflippen, denken Sie mal in Ruhe darüber nach. Wohnen Sie in einer Stadt? Ist Ihr Arbeitsweg unter zehn Kilometern? Haben Sie einen schnell zu erreichenden Bus oder eine Bahnverbindung vor der Tür? Besitzen Sie ein Fahrrad? Wenn dem so ist, herzlichen Glückwunsch, Sie schmeißen jedes Jahr mindestens ein Bruttogehalt aus dem Fenster. Geld, das Sie für Ihr Auto bezahlen, nur weil sie es gerne bequem haben. Das ist kein Witz, so erging es mir auch. Ich liebe die Vorzüge eines Autos. Ich hatte immer eins und bin auch jetzt noch im Besitz eines Fahrzeuges, jedoch mit anderen Prioritäten.

Es muss nicht mehr groß und schnell oder das beste und tollste Auto sein. Ich habe es einfach auf das reduziert, was es ist. Ein Auto ist einfach nur ein Gebrauchsgegenstand und mehr nicht. Ein Auto muss mich von A nach B bringen und das war es dann auch. Und das Ganze natürlich so kostengünstig wie möglich, vor allem im Unterhalt. Somit muss ich mir keine Gedanken machen, ob ich mir das Fahrzeug leisten kann und gehe dann nicht nur für die Rate des Autokredites arbeiten. Wir müssen uns einfach wieder auf die Dinge besinnen, die wirklich wichtig sind und ein Auto gehört definitiv nicht dazu. Es kann auch ganz entspannt sein mit der Bahn oder dem Bus zur Arbeit zu fahren oder sogar mit dem Fahrrad. Dann haben Sie Zeit für viele andere, schöne Dinge im Leben.

Wenn Sie gefahren werden, können Sie sich in der Zeit ein Buch vornehmen, die Augen zu machen oder was auch immer Sie tun möchten. Das ist einfach weniger Stress für Sie. Fahrradfahren kann auch unheimlich entspannend wirken, genießen Sie die frische Luft. Und was noch viel besser ist, Sie haben Ihr tägliches kardiovaskuläres Training (ein moderates Herz- und Kreislauftraining) bereits hinter sich und können sich nach der Arbeit den schönen Dingen des Lebens widmen. Somit haben Sie schon mehr Sport an einem Tag gemacht, als der durchschnittliche Mensch. Im Endeffekt haben Sie mehr Zeit nach Feierabend und weniger Stress. Sie könnten auf lange Sicht, durch die neu erlangte Fitness, dem Säbelzahntiger (Stress) einfach davonfahren.

Ich weiß, ein Auto ist auch ein Statussymbol. Hier kann der Mann wieder zeigen, was er für dicke Cojones (span. für Eier) hat. Das Auto muss natürlich von einem namhaften Automobilhersteller sein. Es muss reines Testosteron ausstrahlen. Hier wird wieder alles auf das Äußere reduziert. Wir müssen Jedem zeigen, was wir Tolles haben. Gott sei Dank gibt es Frauen auf diesem Planeten. Eine Frau interessiert es tatsächlich weniger, was für ein Auto sie besitzt. Hier wird dann zwar auch auf das Äußere reduziert, aber eben auf das eigene Äußere. Schön anzusehen ist das auf jeden Fall. Ich finde es schön, wenn Frauen auf ihr Äußeres achten. Das hat schon irgendwie Klasse. Da könnten sich einige Männer schon mal was abschauen. Ein teures Auto ist eben nicht alles.

Und da wir gerade beim Thema „schönes Äußeres" sind, machen wir hier doch gleich mal weiter. Sie kennen bestimmt diesen schwachsinnigen Spruch „Wer in Jogginghosen rumläuft, hat die Kontrolle über sein Leben verloren". Ich will die Aussage jetzt nicht wortwörtlich wiedergeben. Denn für mich steht fest, jemand hat dann die Kontrolle verloren, wenn er sich über so etwas Gedanken macht. Menschen auf das Äußere reduzieren? Mal im Ernst, ist das nicht eigentlich völlig egal? Was für ein Stress!

Ich erinnere mich da gern zurück an meine Jugend. Als ich 14 Jahre alt war, da musste es eben genau diese Art von Kleidung sein. Eine Jogginghose, weiße Sneaker und Kapuzenjacke, ein Basecap als Kopfbedeckung und eine Weste über der Kapuzenjacke. Wir waren dem Hip-Hop verschrieben, Rap und Breakdance standen auf dem Plan. Alle sahen gleich aus, keiner hob sich durch seine Kleidung ab, sondern nur durch sein Können. Wenn er gut tanzen konnte, war er eben der Größte. Wahnsinn, heute wird man mit Jogginghose schief angesehen. Weil eben genau einer dieser dämlichen Sprüche das heutige Erscheinungsbild prägt.

Also, wenn es nach mir geht, Jogginghosen für alle. Keiner muss sich durch seine Kleidung, Autos, Häuser oder was auch immer definieren. Es sind unsere Taten, die in Erinnerung bleiben und nicht die teure Designerjeans. Aber das muss eben Jeder für sich selbst entscheiden. Ich kann Ihnen versprechen, wenn Sie Ihr Leben nach diesen Dingen ausrichten, werden Sie immer im Stress sein, aber auch das sollten Sie mittlerweile erkannt haben. Es ist wie eine schleichende Krankheit, die unsere Sicht auf die Welt und unser Leben beeinflusst. Wir werden schon im Kindesalter von den später erwarteten Leistungen geprägt. Warum können wir uns davon nicht einfach lösen? Es ist dieser ganze Druck, der uns Stress bereitet.

Ich finde es besorgniserregend, wenn sich Kinder in der Schule mit Markenartikeln identifizieren und Jeder, der diese nicht trägt, weniger wert ist. Was soll das? Was bringen wir unseren Kindern hier bei? Ich schaue auf mein Leben und kann hier natürlich nur für mich sprechen. Allem hinterherzujagen, stellt sich als der größte Zeiträuber und die größte Sinnlosigkeit heraus. Was dazu auch noch unheimlich unglücklich macht. Man wird blind für die schönen Dinge des Lebens. Wir haben es verlernt, einfach mal nichts zu tun.

Was nutzt mir ein Haus, ein Auto, Geldanlagen und diverse andere Dinge, wenn ich darin gefangen bin? Wenn ich nur danach strebe, alles zu besitzen oder nie endende Verbindlichkeiten eingehen muss, um das zu erreichen? Absolut „Nichts"! Denn am Ende des Lebens kann ich nichts mitnehmen und habe meine Lebenszeit damit verschwendet, alles erreichen und besitzen zu wollen. Irgendwie ist das sinnfrei.

Wenn der Tag gekommen ist, an dem ich gehe und er wird kommen, für Jeden von uns, möchte ich auf ein erfülltes Leben zurückblicken. Auf Liebe, die ich lebte, auf schöne Erinnerungen und faszinierende Ereignisse. Nicht auf mein Auto, mein Haus, meinen Kontostand oder andere Besitztümer. Das ist alles „Nichts" und ohne nachhaltigen Wert. Was ich damit sagen will, wenn Sie nicht mit Reichtum gesegnet sind, aber diese Dinge alle haben wollen, geht das nur, wenn Sie nicht Ihr ganzes Leben dafür benötigen, um diese zu beschaffen. Wenn Sie jung sind und es Ihnen in zwanzig Jahren gelingt, diverse Anschaffungen schuldenfrei zu erlangen, machen Sie das ruhig. Dann hat es in Ihrem restlichen Leben auch einen Mehrwert. Aber wenn Sie schon mittleren Alters sind, so fünfunddreißig bis fünfundvierzig Jahre, sollten Sie darüber nachdenken, wie sinnvoll das noch ist. Sie werden, wenn Sie nicht das nötige Geld besitzen, den Rest Ihres Lebens Verbindlichkeiten eingehen. Diese enormen Verbindlichkeiten (Kredit usw.) werden Ihnen dann auch bis zum Ende Ihres Lebens Stress bereiten und Ihnen somit viele sorgenfreie Jahre des Lebens nehmen. Denken Sie darüber nach.

Absicherung für das Alter ist gut, aber eben nicht um jeden Preis. Sie können genauso gut sparen und sich später zum Beispiel eine kleine Wohnung ohne Kredit kaufen, um dann im Rentenalter die Miete zu sparen. Das Beste daran ist, Sie können das auf der ganzen Welt tun. Keine Verbindlichkeit, die Sie an einem Ort zum Bleiben zwingt. Fünfundsechzig Jahre Großstadtdschungel und den Rest des Lebens am Meer. Den Lebensabend in Ruhe verbringen. Klingt das nicht einfach wunderbar?

Egal was Sie tun, fangen Sie an Dinge zu tun, die Ihnen guttun und nicht, weil Sie es müssen. Es gibt keine Regeln dafür, wie man sein Leben gestalten muss. Sie müssen am Ende zufrieden die Augen schließen können. Und dass, wenn möglich im hohen

Alter, mit massenweise schönen Erfahrungen und traumhaften Erinnerungen im Gepäck. Und ganz wichtig: Machen Sie einfach mal eine Pause zwischendurch. Und das von allem.

Zitat: Stress ist, wenn man nicht nur der Arbeit nachgeht, sondern die Arbeit einem selbst nachgeht. © Gerhard Uhlenbruck (*1929)

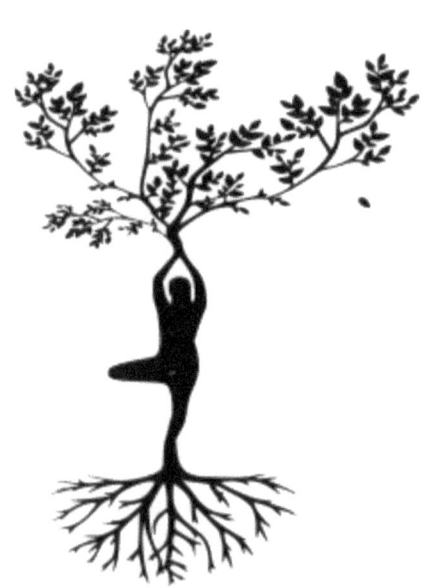

Biochemie gegen Stress

Ich habe Ihnen ja bereits in mehreren Textpassagen dieses Kapitel angekündigt. Da wir jetzt wissen, wie wir uns psychisch besser aufstellen können und somit dem Stress entgegenwirken, wird es Zeit, die physische Seite noch mal genauer unter die Lupe zu nehmen. Ich möchte Ihnen hier keine Empfehlungen für Nahrungsergänzungsmittel (NEM) an die Hand geben. Das darf ich aus rechtlicher Sicht auch nicht. Aber ich möchte Ihnen Stoffe aufzeigen, die wirklich in der Lage sind, Ihren Stress auf Zellebene zu reduzieren. Das ist keine Hexerei und zum Glück durch die heutige Wissenschaft belegt.

Dass in unserem Körper biologische Prozesse ablaufen, sollte kein Neuland für Sie sein. Es ist klar, dass alles, was auf unseren Körper einwirkt, auch auf die Zellebene Auswirkungen hat. Mit Zellebenen meine ich die kleinen Lebewesen in Ihrem Körper, die Ihr ganz eigenes System haben. Systeme, die Sie am Leben halten und zum Teil sehr empfindlich reagieren. Sie kennen das aus der Schule, da hat Jemand (Biologielehrer) mal versucht, Ihnen die Zelle mit all ihren fantastischen Funktionen näherzubringen. Soweit möchte ich jetzt nicht zurück gehen, aber einige Schlüsselfaktoren in Bezug auf Stress sind wichtig. Wichtig, um Stress rechtzeitig und positiv beeinflussen zu können. Ich werde Ihnen jetzt von meinen

Selbstversuchen berichten. Ich bitte Sie an dieser Stelle, nicht blind irgendetwas auf sich selbst zu übertragen. Was bei mir funktioniert hat, muss nicht automatisch bei Ihnen die gleichen Ergebnisse erzielen. Das muss Ihnen absolut klar sein. Aber ich kann Ihnen versichern, von einigen Dingen haben Sie bereits gehört, von vielen anderen haben Sie wahrscheinlich überhaupt keine Ahnung.

Wieso schreibe ich über dieses Thema? Ganz einfach, wenn Sie Stress haben, haben Sie diesen nicht nur psychisch. Ihr Körper funktioniert als ein ganzes System. Stress macht körperliche Symptome und es gibt Möglichkeiten, diese abzumildern oder sogar zu beseitigen. Das ist gut, denn wenn Sie auf der Zellebene gestärkt sind, wird Ihnen das auf der psychischen Ebene behilflich sein. Alles beruft sich wieder auf das Wechselspiel zwischen Körper und Geist.

Ich fing an mich für die Biochemie meines Körpers zu interessieren, als mir klar wurde, dass es nur wenige Ärzte gibt, die sich die Zeit nehmen, um wirklich aufzuklären. Ich hatte es einfach satt, von einem Arzt zum nächsten zu laufen und immer wieder nur irgendwelche Medikamente zur Symptomunterdrückung zu erhalten. Eines Tages saß ich auf meinem Sofa und beschloss einfach alles zu hinterfragen. Leider haben wir Menschen die schlechte Angewohnheit, wenn es mal ernst wird, uns aus der Eigenverantwortung zu ziehen. Wenn es um Ihre eigene Gesundheit geht, kann es nicht ernst genug sein. Sie müssen selbst die Verantwortung für Ihren Körper und Ihre Gesundheit übernehmen. Das kann und wird Ihnen niemand abnehmen. Leider steht die Aufgabe eines Arztes und dessen Verantwortung für Ihrer Gesundheit heutzutage nicht mehr im Einklang. Ein Arzt kann Sie nur beraten, handeln müssen Sie selbst. Viele Ärzte beraten nur zu Ihrem eigenen Vorteil. Vergessen Sie niemals, dass ein Arzt nur Geld verdient, wenn Sie krank sind und Sie regelmäßig zur Behandlung erscheinen müssen. Es ist nun mal sein Job, sein Lebensunterhalt. Gesund sind Sie nicht von Nutzen. Sie müssen in die Eigenverantwortung gehen.

Sie erkennen das spätestens daran, wenn es um eine Operation geht und Sie für die Risiken und Nebenwirkungen mit Ihrem guten Namen unterzeichnen müssen. Sie leben nun mal auf eigene Gefahr, Sie sind der Entscheidungsträger und müssen dafür geradestehen.

Lassen Sie uns jetzt etwas in die Thematik „Biochemie des Menschen" eintauchen. Ich wollte es genau wissen, also nahm ich mir die Packung Betarezeptorenblocker und überlegte kurz, warum ich diese eigentlich nehmen soll. Wie war das? Ich habe einen hohen Blutdruck. Nicht dramatisch hoch, aber etwas auffällig. Aber wie bereits schon festgestellt, nur unter Aufregung. Mein Puls ist zu schnell und mein Herz stolpert gern ab und zu. Okay, dachte ich mir, verstehe ich soweit. Hier wird versucht, mit dem Betarezeptorenblocker meinen Körper etwas ruhiger zu stellen, ihn zu entspannen. Die Stresshormone Adrenalin und Cortisol sollen gehemmt werden. Aber behebt das denn die eigentliche Ursache? Nein, in keiner Weise.

Es überdeckt, verschleiert oder retuschiert nur die Ursache. Um die Sache jetzt richtig einzuschätzen, reflektierte ich meine augenblicklichen Umstände.

Befinde ich mich mitten in einem Burnout? Nein, also besteht erst mal keine Gefahr. Ist die Aufregung ein Dauerzustand? Nein, es sind Phasen. Phasen, in denen ich beruflich unter Anspannung stehe. Habe ich nach der Anspannung Ruhephasen? Nur wenige, jedenfalls empfinde ich das so. Wie kann ich meinem Körper signalisieren, dass es nicht notwendig ist, andauernd den Alarmknopf zu drücken?

Der Säbelzahntiger soll ja schön draußen vor der Höhle bleiben. Dieses ständige Gefühl, was eine andauernde Sympathikusaktivierung mit sich bringt, muss aufhören. Ich brauchte einen Plan.

Ich habe mir überlegt meine körperlichen Parameter, Blutdruck, Sauerstoff und Puls, täglich selbst nach zu messen. Um mir einen eigenen Überblick zu verschaffen, kaufte ich mir erst einmal ein Blutdruckmessgerät für den Oberarm und einen guten Pulsoximeter. Ein Pulsoximeter misst die Herzfrequenz und den Sauerstoffgehalt im Blut. Ich habe dann dreimal täglich gemessen, jedes einzelne Messen wiederholte ich auch dreimal und nahm dann den Mittelwert als Referenzwert. So konnte ich die Fehlerquote bei den einzelnen Messungen reduzieren und erhielt ein genaues Abbild meiner täglichen Situation.

Mir fiel auf, dass ich bis zu zwei Stunden nach dem Aufstehen noch relativ entspannt war. Sobald ich aber mit richtiger Arbeit und damit zunehmenden Stress zu tun hatte, gingen die Blutdruckwerte nach oben. Der Puls war auf Dauer zu hoch, von normalen Tagesschwankungen mal abgesehen. Abends gingen alle Werte bis auf den Puls dann langsam wieder runter. Er wurde dann aber besser, sobald ich schlief. Dank der nächtlichen Aufzeichnungen konnte ich das schnell feststellen.

Als nächster Schritt folgte ein Arztbesuch. Ich bat den Arzt mir ein Blutbild zu erstellen. Ich wollte wissen, wie es um meine Mikronährstoffe bestellt ist. Die Mikronährstoffe beinhalten alle Mineralien, Vitamine und Spurenelemente. Das sind Stoffe, die der Körper meistens nicht selbst herstellen kann und die über die Nahrung aufgenommen werden müssen. In der Regel sind diese bekannt.

Es existiert noch die Gruppe der Makronährstoffe. Diese wiederum bestehen aus Kohlenhydraten, Proteinen und Fetten. Das sind die Grundbausteine unserer täglichen Nahrung. Ich wollte von den Mikronährstoffen einige spezifische Stoffe und deren Werte in meinem Blut in Erfahrung bringen. Unter anderem waren das Magnesium, Kalium, Calcium und Zink. Und zu guter Letzt die B-Vitamine, genauer gesagt die Vitamine B12 und B5. Wieso ausgerechnet diese?

Ganz einfach: Bei einem Mangel von nur einem dieser Stoffe kann es schon zu diversen Symptomen kommen. Und tatsächlich staunte ich nicht schlecht. Ich hatte einen Mangel und was für einen. Mein Kalium war wie immer zu niedrig, das wusste ich bereits aus diversen Blutbildern vom Krankenhaus. Sie erinnern sich an die Normwerte? Als normaler Kaliumwert im Blut werden 3,5-5,0 mmol/l (Millimol pro Liter) angesehen. Hier waren meine Werte wie immer bei 2,6-3,2 mmol/l, schwankend und von der Tagesform abhängig. Also hatte ich viel zu wenig Kalium im Blut und somit auch in den Zellen.

Wussten Sie eigentlich, dass unsere Vorfahren, Jene, die wirklich noch mit dem Säbelzahntiger kämpften, mindestens 3-4mal mehr Kalium (ca. 10.000 mg) mit der Nahrung aufnahmen als wir? Der heutige durchschnittliche Mensch nimmt am Tag ca. 2500-3000 mg Kalium über die Nahrung auf. Manchmal auch weniger, das ist abhängig von der zugeführten Nahrung. Selbst die DGE (Deutsche Gesellschaft für Ernährung) empfiehlt für einen Erwachsenen mindestens 4000 mg Kalium pro Tag (Stand 2021). Das sind immer vorsichtig berechnete Werte. Diese Werte werden so gut wie gar nicht von uns erreicht. Das, obwohl wir ja alle genug Obst und Gemüse essen (Augenzwinkern). Genau hier liegt das Problem.

Früher haben unsere Jäger und Sammler das genau richtig gemacht. Auch hier wird die Wichtigkeit der Begrifflichkeiten vom Jagen und Sammeln deutlich. Sie jagten und aßen Kleinwild (keine Burger), sammelten Pflanzen, Pilze und Beeren (keine Gummibären). Aber was ist nun so wichtig am Kalium?

Kalium befindet sich ohne Ausnahme in jeder Zelle (IZR = Intrazellularraum) des menschlichen Körpers. Nur ein geringer Teil befindet sich außerhalb der Zelle (EZR = Extrazellularraum). Ohne Kalium gibt es kein

Leben, so einfach ist das. Es existiert kein anderer Mineralstoff, der mehr an den physiologischen Abläufen innerhalb der Zelle beteiligt ist, als Kalium. Alle Prozesse aufzuzählen, würde allein schon das Buch füllen. Wir beschränken uns auf die Prozesse, die für uns wichtig sind und unseren Stress beeinflussen.

Zum einen ist da die Bioelektrizität, das Weiterleiten von elektrischen Impulsen in die Muskel- oder Nervenzelle. Zum anderen die Beteiligung des eigenen Hormonhaushaltes und die Beeinflussung des pH-Werts (pH = pondus Hydrogen) im Körper. Ganz wichtig ist dabei die Beteiligung an der Regulierung des Blutdrucks. Dass meine Aufmerksamkeit auf die Regulierung des Blutdrucks zielt, ist wohl verständlich. Ein niedriger Kaliumwert bedeutet einen höheren Blutdruck. Also setzte ich alles daran, um meine Kaliumaufnahme zu steigern.

Ich versuchte, mehr Obst und Gemüse zu konsumieren. Nach mehreren Wochen (6-8 Wochen) hatte ich nur eine unwesentliche Veränderung meines Kaliumwertes im Blut erreicht. Das hatte natürlich keinen Einfluss auf den Blutdruck. Wieso war das so? Leider ist in dem Obst und Gemüse von heute nur ein geringer Teil der vom Körper benötigten Mineralien vorhanden. Das kommt daher, weil unsere Böden (Landwirtschaft, Monokultur) nur noch wenige Mineralien enthalten. Ein Thema, das schwierig zu handhaben ist. Wenn Sie das interessiert, können Sie das gern recherchieren. Was also tun? Ich musste NEMs (Nahrungsergänzungsmittel) konsumieren. Ich dokumentierte über eine Telefon-App meine Kaliumaufnahme durch die Nahrung und ergänzte mit einem handelsüblichen Kaliumpräparat. So nahm ich im Durchschnitt 5000 mg Kalium zu mir. Nein, nicht wöchentlich, sondern täglich. Es stellten sich erste Erfolge ein. Ich fühlte mich nicht mehr ganz so gereizt und mein Blutdruck war schon leicht gesunken. Ich wollte das mit dem Kalium aber nicht ausreizen und blieb bei der täglichen Menge von 5000 mg Gesamtaufnahme.

„Zu viel Kalium kann bei Nierenproblemen zu einem Problem werden. Da ich nicht wusste, ob meine Nieren zu hundert Prozent funktionstüchtig sind, das kann man ohne ärztliche Untersuchung nie wissen, wollte ich kein Risiko eingehen. Also suchte ich nach anderen Optimierungsmöglichkeiten."

In der Biochemie fällt immer wieder auf, dass sich Stoffe gegenseitig potenzieren können. Also machte ich mich auf die Suche nach einem Gegenspieler oder einem Weggefährten für Kalium. Einen Stoff, der im Verbund das Kalium wirksamer macht oder sogar ergänzt. Natürlich gibt es diese ganzen Stoffe. Haben Sie schon einmal von der antagonistischen Wirkung zwischen Natrium (Kochsalz) und Kalium gehört? Nein? Ich auch nicht.

Natrium ist ein Elektrolyt und befindet sich außerhalb (EZR=Extrazellularraum) der Zelle. Es hat neben vielen wichtigen Stoffwechselprozessen die Eigenschaft, den Blutdruck zu erhöhen. Der natürliche Gegenspieler von Natrium ist also Kalium, er entspannt die Gefäße und senkt den Blutdruck. Was machen wir also, um den Effekt von Kalium zu potenzieren oder zu verstärken? Wir senken einfach unsere Natriumaufnahme. Durch die Dokumentation meiner Nahrungsaufnahme, wusste ich auch genau, wie viel Gramm Salz ich jeden Tag konsumierte. Der Durchschnitt lag bei 5800 mg Salz täglich. Ich setzte die Aufnahme von Salz (Natrium) schrittweise herunter. Nach 4 Wochen täglicher Reduktion bin ich bei 2500 mg Salz am Tag angekommen. Hier stellte sich nun ein signifikanter Effekt ein. Bei der nächsten Blutdruckmessung war ich sehr erstaunt. Ich konnte es kaum glauben.

Mein Blutdruck hat sich auf fast normale Werte, im Durchschnitt auf 125mmHg / 80mmHg, reguliert. Der Vergleichswert von vor etwa zehn Wochen lag im Wochendurchschnitt bei 138mmHg / 90mmHg. Das ist schon ziemlich erstaunlich. Das Beste daran ist, dass ich wirklich entspannter war als vorher. Im Prinzip eine Anti-Stress-Kur von innen nach außen. Sie müssen verstehen, wenn Sie Stress haben, haben auch Ihre Körperzellen Stress. Das nennt sich oxidativer Stress. Da versuchen freie Radikale das Kommando über Ihre Zellen zu übernehmen. Und wenn die Jungs in der Überzahl (freie Radikale-Radikalfänger) sind, kann so eine Zelle auch daran sterben.

Ich hatte nun meine erste richtige Veränderung erreicht, jetzt wollte ich mich natürlich um meine anderen Mangelzustände kümmern. Was kommt gleich nach Kalium in der Bedeutung? Richtig, Magnesium. Ja, ich weiß, viele kennen das und nehmen das bereits erfolgreich ein. Viele aus prophylaktischen Gründen und viele, weil es einfach jeder nimmt. Haben Sie das schon einmal testen lassen? Magnesium wird im Blut und im Urin getestet. Erst im Blut und bei einem Verdacht auf einen Mangel auch im Urin. Normalwerte sind hier zwischen 0,8-1,1 mmol/l im Blut vorzufinden. Sie ahnen es bereits, ich hatte 0,78mmol/l im Blut.

Hier muss man wissen, dass geringe Abweichungen bereits Symptome hervorrufen können. Allerdings kann eine Abweichung genauso gut lange unentdeckt bleiben. Das kommt ganz auf Ihre Zellen an, auf das Erregungs- oder Aktionspotential der Zellen. Wie stark sie durch den Mangel an Magnesium an Ihrer Fähigkeit zur Weiterleitung von Informationen oder der Ausübung von Tätigkeiten gehindert werden. Im Übrigen ist Magnesium ein Wegbegleiter von Kalium. Magnesium beeinflusst Kalium und andersherum. Ich wunderte mich immer, dass mein Kalium so niedrig war.

Wissen sie was? Ein Kaliummangel kann nur ausgeglichen werden, wenn Sie keinen Magnesiummangel haben. Na, das ist ja interessant. Da kann ich Kalium konsumieren, bis die Nieren um Hilfe schreien. Den Mangel in der Zelle bekomme ich so, jedenfalls auf Dauer, nicht behoben. Wie auch? Wissen Sie eigentlich um die Wirkung von Magnesium auf Ihren Körper? Keine Muskelkrämpfe sind hier die Standardantwort, wenn man Jemanden auf der Straße fragt. Also milde gesagt, Sie haben keine Vorstellung von dem, was Magnesium für Sie alles regelt. Sollten Sie aber, denn Magnesium spielt in Ihrem Stressmanagement eine Hauptrolle. Für Ihre Zellen fungiert Magnesium unter anderem als Türsteher. Der Typ im Club, der Sie am Samstagabend immer an der Tür abweist, nur weil Sie mal wieder Ihre ausgelatschten Sneakers tragen. Magnesium hält Wache und das direkt an Ihren Zellmembranen (Zellwände). Es macht die Zellwände undurchlässig für Kalium, Natrium und Calcium. Denn eine unkontrollierte Passage der Stoffe durch die Zellmembranen, würde Ihre Nerven und Muskelzellen sehr stark erregen und zu einem Mangel in der Zelle führen. Das wollen wir auf keinen Fall. Denken Sie nur an Ihre Muskelzellen im Herz. Diese wollen wir definitiv in keinen Erregungszustand versetzen (Thema Extrasystolen und diverse andere Rhythmusstörungen). Das haben Sie ja bereits in diesem Buch kennengelernt.

Mal abgesehen davon, was Magnesium für Ihren Energiestoffwechsel, die Zähne und Knochen sowie Ihr Nervensystem und Ihre Muskeln tun kann, hat es eine Eigenschaft, die besonders hervorsticht. Ich könnte Ihnen auch hier ein ganzes Buch über das Thema füllen. Aber ich beschränke mich auf nur eine Fähigkeit, die sagenhafte Wirkung von Magnesium auf Ihre Stresshormone. Sie erinnern sich an Adrenalin und Noradrenalin? Die Stresshormone die Sie überfluten, wenn der Säbelzahntiger wieder seinen Auftritt hat? Magnesium hat einen direkten Einfluss auf diese Hormone. Was macht ein Betarezeptorenblocker? Er hemmt das Stresshormon Adrenalin. Magnesium kann das auch. Unfassbar! Ein natürlicher Mineralstoff mit einer hemmenden Wirkung auf den Alarmknopf? Das ist der Stoff aus dem die Träume sind.

Also, bei Stress Magnesium supplementieren (einnehmen) und alles ist gut? Nein, so einfach ist es dann auch wieder nicht. Es ist vielmehr ein Teil vom Ganzen und ist auch abhängig vom supplementierten Magnesium und dessen Magnesiumverbindung. Ich spreche hier von der Bioverfügbarkeit. Sie müssen unbedingt wissen, dass die Bioverfügbarkeit ein absolut wichtiger Faktor ist. Umso besser die Verfügbarkeit, umso weniger brauchen Sie zu supplementieren.

Es gibt organische und anorganische Verbindungen. Eine organische Verbindung (Orotat, Citrat, Aspartat usw.) kann bis zu 90 Prozent vom Körper aufgenommen werden, wobei es eine anorganische Verbindung (Oxid, Chlorid usw.) gerade einmal bis auf 30 Prozent der Absorptionsrate schafft. Das bedeutet für Sie im Klartext, Sie brauchen von einer Orotatverbindung weniger einnehmen als von einer Oxidverbindung. Also nehmen Sie bitte gleich das Orotat. Dass Magnesium Ihre Stresshormone mindert, wissen wir jetzt bereits. Aber es kann, die richtige Verbindung vorausgesetzt, noch viele Dinge mehr.

Die benannten Orotatverbindungen sind sozusagen der Mercedes unter den Magnesiumverbindungen. Diese haben einen besonderen Vorteil. Stichpunkt „Herz im Stress". Die Orotatsäure hat einen positiven Einfluss auf Ihre Herzmuskelzellen. Es wirkt direkt in

Ihren Zellen, den Mitochondrien (Zellkraftwerke der Zelle) und hat einen Einfluss auf den Energieträger der Zellen, das Adenosintriphosphat (ATP). Es verhindert die komplette Entleerung von ATP in der Herzmuskelzelle und bewirkt so eine größere Leistungsfähigkeit des Herzens. Ihr Herz ist somit dem Stress gegenüber resilienter. Verstehen Sie eigentlich, was ich Ihnen hier gerade sage? Es kann Ihr Herz beruhigen, und hat somit weniger Stressauswirkungen auf Ihr Herz. Es funktioniert wirklich großartig. Ich habe mit diesem Magnesium meine stressbedingten Extrasystolen gut in den Griff bekommen.

Machen Sie also nicht den Fehler und konsumieren irgendein Magnesiumpräparat. Informieren Sie sich bitte vorher, um den bestmöglichen Erfolg in der Wirksamkeit zu erreichen. Ich möchte Ihnen jetzt einige wichtige und lebensnotwendige Aminosäuren vorstellen. Aminosäuren sind die Bausteine unserer Proteine im Körper. Bausteine, die zum Teil von uns selbst im Körper gebildet werden können, den Rest müssen wir über die Nahrung aufnehmen. Biochemisch gesehen gibt es kein Leben ohne Aminosäuren. Es sind zurzeit 21 Aminosäuren bekannt und alle sind lebensnotwendig. Einige der Aminosäuren, es sind 8 an der Zahl, sind essenziell und müssen über die Nahrung aufgenommen werden. Alle anderen sind nicht essenziell oder semiessenziell und können im Körper selbst hergestellt werden.

Eine von den nicht essenziellen Aminosäuren heißt Glycin. Diese Aminosäure kann der Körper also selbst herstellen, vorausgesetzt, dieser befindet sich in der jeweils benötigten Stoffwechsellage zugunsten der Glycinbildung. Was kann diese Aminosäure?

Diese Aminosäure ist ein natürlicher Gegenspieler von Noradrenalin, einem der schon weiter oben beschriebenen Stresshormone. Sie hat die Funktion des dämpfenden Neurotransmitters im zentralen Nervensystem. Natürlich übernimmt sie noch sehr viele andere Funktionen im Körper, zum Beispiel im Leberstoffwechsel. Sie ist behilflich bei der Leberentgiftung und fungiert zudem unterstützend im Knorpelaufbau Ihrer Gelenke. Diese Aminosäure kann aber noch vieles mehr. Uns interessiert hier erst mal nur die Gegenspielereigenschaft als Neurotransmitter in den Nervenzellen. Es hat eine entspannende Wirkung auf Ihre Nervenzellen und hilft, die Schlafqualität zu verbessern. Mehr qualitativer Schlaf bedeutet weniger Stress. Also sorgen Sie dafür, dass Ihr Körper ausreichend Glycin bildet und Sie können einen weiteren Punkt auf Ihrer Antistressliste abhaken. Konsumieren Sie genug Linsen, Erdnüsse oder ein paar Garnelen, Huhn oder Thunfisch. Das sollte reichen, um die Glycinbildung anzuregen. Sie könnten zum Beispiel auch auf NEMs (Nahrungsergänzungsmittel) zurückgreifen, müssen es aber nicht. Hier sind 1g-10g täglich als sichere Dosis angeführt. Ich persönlich habe mit 2g täglich gute Erfahrungen gemacht.

Irgendwann habe ich aber verstanden, wie man das abkürzen kann, ohne sich ständig mit NEMs vollstopfen zu müssen. Dazu aber später mehr.

Kommen wir zum Glückshormon Serotonin. Das ist ein sehr wichtiges Hormon, es ist an vielen Prozessen im Körper beteiligt. Unter anderem spielt es eine Rolle für die Funktionstüchtigkeit des Magen-Darm-Traktes, des Herz- und Kreislaufsystems, Ihres Schmerzempfindens und bei der Regulation der Körpertemperatur. Allem voran führt ein Mangel zu eventuellen Depressionen, zu Unausgeglichenheit und Angstgefühlen. Wer kann es in Ihrem Körper wieder richten? Genau, eine kleine Aminosäure mit dem Namen L-Tryptophan.

Diese nichtessenzielle Aminosäure ist ein Vorläufer des Serotonins und an dessen Bildung im Körper maßgeblich beteiligt. Merke: Sie fühlen sich gereizt, leiden unter Schlafmangel, sind gestresst und haben Angstzustände? Dann leiden Sie eventuell auch an Tryptophanmangel.

Ich half natürlich erst einmal mit NEMs nach, weil ich es ja nicht besser wusste. Bei mir haben sich wieder 2g täglich als sinnvoll herausgestellt. Eine Dosierung bis zu 6g täglich ist wohl möglich, aber medizinisch nicht gesichert. Auch hier sollte man niedrig dosiert beginnen oder es einfach über die Nahrung aufnehmen, zum Beispiel durch Bananen, Nüsse, Spinat, Wildfleisch oder mageres Huhn. Oder machen Sie ruhig, bevor Sie NEMs einnehmen, einen Aminosäuretest bei Ihrem behandelnden Arzt. Dieser wird einen Mangel aufspüren und Ihnen gegebenenfalls die fehlenden Aminosäuren aufzeigen. Gehen wir gleich zur nächsten Aminosäure über, dem Arginin. Arginin ist eine semiessenzielle Aminosäure, die so manches Kardiologenherz höherschlagen lässt. Denn diese birgt gleich mehrere Vorteile in sich. Sie hat gefäßerweiternde Eigenschaften und verringert somit den Blutdruck, Ihr System läuft entspannter. Das resultiert aus der Bildung von Stickstoffmonoxid. In der Blutdrucktherapie gewinnt es immer mehr an Bedeutung.

Merke: Wenn Sie eine Depression haben, haben Sie nachweislich einen Argininmangel im Blut. Zwar gilt das Resultat allgemein als gesichert, allerdings ist man sich hinsichtlich der Zusammenhänge mit einem Argininmangel noch nicht ganz sicher.

Ich für meinen Teil merke einen besseren Schlaf und eine höhere Reizschwelle dem Stress gegenüber. Das Hilft sehr gut dabei, den Stresspegel unten zu halten. Auch hier haben sich für mich 2g täglich als nützlich erwiesen. Ich habe mich immer langsam herangetestet. So lange bis ich eine Wirkung verspüren konnte. Versuchen Sie es über die Nahrung und konsumieren Sie einfach Nüsse, Fisch, Eier, Kürbiskerne und Sojabohnen. Ich könnt Ihnen jetzt noch viele Aminosäuren aufzeigen, beschränke mich aber auf eine letzte Aminosäure. Ich möchte Sie ja auch nicht langweilen.

Es geht um die Aminosäure Lysin. Lysin ist eine essenzielle Aminosäure und bekannt als Wirkstoffbeschleuniger in diversen Schmerz- und Herpesmedikamenten. Es hat zahlreiche Funktionen im Körper, unter anderem ist es an diversen Stoffwechselfunktionen beteiligt, z. B. bei der Straffung des Bindegewebes, der Stärkung des Immunsystems sowie der Gesunderhaltung von Knochen und Zähne und vieles mehr. Für uns ist aber nur eine wichtige Tatsache interessant. Jetzt kommt es: Lysin in einer Verbindung zu Arginin hat einen signifikanten Effekt auf unseren körpereigenen Cortisolspiegel. Dem Stresshormon, das Panikattacken, Angstzustände, Herzstolpern, Bluthochdruck, Herzrasen und alles, was Ihnen das Leben zur Hölle macht, beeinflusst. In einer Studie wurde bewiesen, dass bereits nach einer wöchentlichen Einnahme von Lysin, in der Dosierung 2,64g + Arginin zu 2,64g eine deutliche Abnahme des Cortisolspiegels im Speichel und somit auch im Blut nachweisbar waren.

Das ist, meine lieben Damen und Herren, der Hauptgewinn. Mentale Angst- und Stress-Symptome wurden deutlich reduziert. Da ich mich immer auf der sicheren Seite bewegen möchte, nahm ich das Lysin mit dem Arginin kombiniert zu jeweils 2g täglich und siehe da, ich kann es nur bestätigen. Es hilft tatsächlich und ist auch im Blutbild messbar. Es macht mich definitiv ruhig und gelassen. Jetzt kommt aber das mit den NEMs und der Dauereinnahme. Ich hatte es vorhin schon angekündigt. Ich bin kein Freund davon und habe mir darüber natürlich Gedanken gemacht, weil es keine Wirkung ohne Nebenwirkungen gibt.

Ich möchte das Kapitel jetzt schließen. Denn ich möchte Ihnen nicht suggerieren, dass die Einnahme von NEMs die absolute und einzige Lösung darstellt. Das ist keine Dauerlösung. Nahrungsergänzungsmittel kann man nehmen, um Mangelzustände schnell aufzulösen. Bis die leeren Speicher gefüllt sind und dann muss es einfach ohne weiter gehen, vorrangig über die Nahrungsaufnahme. Es steht und fällt alles mit der Ernährung. Fragen Sie mal einen Profisportler. Sie können trainieren, bis sie Tod umfallen. Wenn die Ernährung nicht auf den Punkt ist, ist es zwecklos. Sie werden keine Ergebnisse erzielen.

Wie bereits erwähnt, kann die Einnahme von NEMs auf Dauer zu Nebenwirkungen führen. Wahrscheinlich sind diese nicht dramatisch, aber eben vorhanden und nicht zu vernachlässigen. Sie sollten lieber dafür Sorge tragen, sich ausgewogen zu ernähren. Machen Sie diverse Bluttest und decken Sie einen eventuellen Mangel auf. Kontrollieren Sie dann Ihre Nahrungsaufnahme und versuchen Sie den Mangel durch geeignete Nahrung auszugleichen. Erst als letztes Werkzeug sollten Sie zu Nahrungsergänzungen greifen und das unter ärztlicher Kontrolle.

Zitat: Ich war mal ein Energiebündel. Mit Nerven aus Stahl. Die Batterie ist leer. Der Stahl ist weggerostet. Es besteht aber Hoffnung. Sowohl das Bündel als auch die Nerven liegen hier immer noch rum... völlig intakt. © Frank Wisniewski (*1957)

Vom Stress zur Angststörung

Ja, Stress kann Angststörungen auslösen oder diese verstärken. Der Mechanismus dahinter verbirgt sich in den entstehenden Symptomen, die durch Stress, auf unseren Körper einwirken. Oft ist es so, dass der Körper durch anhaltenden Stress sehr verspannt ist. Verspannt auf muskulärer Ebene und deren Nervenverbindungen, die andauernd gereizt werden. Das bringt so allerhand Symptome mit sich. Hier mal ein paar Beispiele, damit Sie künftig die aufkommende Symptomatik besser einschätzen können und nicht gleich in Panik verfallen.

Bei Menschen, die immer im Stress sind, spiegelt sich dieser oft in einer schlechten Körperhaltung wider. Die Schultern sind nach oben gezogen und nach vorn gerundet, sodass der typische Rundrücken entsteht. Das geschieht im Zusammenhang mit einseitiger Belastung, Schreibtischarbeit oder diversen anderen statischen Belastungen. Wenn Sie sich psychisch nicht wohlfühlen oder ausgebrannt sind, runden Sie sich im Oberkörper ein. Sie gehen nicht erhobenen Hauptes oder mit einer vor Stolz geschwollenen Brust umher. Das hat Auswirkungen auf Ihre Wirbelsäule und deren einzelnen Wirbelkörper. Die Verspannungen, die häufig durch eine schlechte Haltung und einseitigen Belastungen kommen, können so stark sein, dass Sie Schmerzen in der Halswirbelsäule, der Brustwirbelsäule oder Lendenwirbelsäule verspüren können. Besonders Schmerzen, die durch Verspannungen in der Brustwirbelsäule ausgelöst werden, können durch das komplexe Nervengeflecht bis in den Brustraum ausstrahlen. Das kann infolgedessen sehr beängstigend sein. Es entsteht zwangsläufig der Gedanke, einen Herzinfarkt zu erleiden. Umso öfter Sie das verspüren, kann sich daraus eine Herzneurose entwickeln oder eine generalisierte Angststörung. Es sei Ihnen aber auch gesagt, wenn Sie so etwas haben und es nicht zuordnen können, scheuen Sie nicht den Anruf beim Rettungsdienst. Denn es könnte dahinter tatsächlich ein Infarkt stecken.

Sie können aber einige Parameter für sich vorher abklären. Habe ich Schmerzen, ausstrahlend in den linken Arm oder bis rauf in den Kiefer? Ist eine Übelkeit vorhanden oder nimmt der Brustschmerz immer stärker zu? Fange ich an zu Schwitzen oder bekomme ich auf einmal sehr schlecht Luft? Wenn das der Fall ist, ist mit Sicherheit Gefahr im Verzug.

Ist das alles nicht vorhanden, versuchen Sie sich zu bewegen, kreisen Sie die Schultern und setzten oder stellen Sie sich bitte aufrecht hin. Versuchen Sie sich einfach zu entspannen. Angst ist ein schlechter Begleiter, weil diese sich eben auch manifestieren kann. Die benannte Herzneurose steckt dann bereits in Ihren Kinderschuhen und wartet darauf, in vollen Zügen Besitz von Ihnen zu ergreifen. Das wiederum bringt so starke körperliche Symptome zum Vorschein, dass Sie denken, jeden Tag einen Infarkt zu erleiden. Das ist dann überhaupt nicht mehr lustig und mündet, Sie ahnen es schon, in eine dauerhafte Angsterkrankung. Das müssen Sie unbedingt vermeiden.

Also verspüren Sie Verspannungen im Rücken, lösen Sie diese. Gehen Sie zur Massage, tun Sie mal etwas Gutes für sich und Ihren Körper. Andernfalls lassen Sie sich einmal gründlich vom Kardiologen Ihres Vertrauens untersuchen. Wenn da nichts zu finden ist, verabschieden Sie sich von dem Gedanken, einen Herzinfarkt oder eine eventuelle Herzerkrankung zu erleiden. Arbeiten Sie bitte an Ihren Schwachstellen.

Ich kann Sie an dieser Stelle beruhigen, nicht nur die Brustwirbelsäule kann einem den Tag vermiesen. Die Halswirbelsäule (HWS) vermag ähnliche Ängste in Ihnen zu wecken. Eine andauernde Verspannung der Nackenmuskulatur hat einen wesentlichen Einfluss auf Ihre Halswirbelsäule. Auch hier werden wieder Strukturen angegriffen, die mit einer ordentlichen Palette von Symptomen aufwarten können und zum Teil sehr beängstigend sind. Sie haben bereits seit Wochen Schmerzen in der Nackenmuskulatur, die sie einfach nicht mehr aufgelöst bekommen? Der anhaltende Stress hat den vorhandenen Spannungszustand Ihrer Muskulatur so stark im Griff, dass bereits die ersten wirklichen, teils auf den ersten Blick erschreckenden, Symptome erscheinen. Sie wachen morgens auf und bemerken sofort einen Schwindel und Kopfschmerzen, die so stark sind, dass Ihnen stellenweise sogar schlecht wird. Hier könnte jetzt der Gedanke entstehen, einen Schlaganfall (Apoplexie) zu erleiden. Zugegeben, nicht jeder reagiert gleich so dramatisch. Aber viele eben doch. Auch hier gilt es wieder einige Parameter durchzugehen. Muss ich mich jetzt wirklich übergeben, werden die heftigen Schmerzen zunehmend stärker? Wird der Schwindel immer weniger tolerierbar? Bemerke ich neurologische Ausfälle eine verwaschene Sprache, Taubheitsgefühle, hängende Mundwinkel oder sogar Sehstörungen? Wenn das der Fall ist, zögern Sie nicht, rufen Sie den Rettungsdienst. Das ist ein absoluter Notfall und muss sofort medizinisch versorgt werden. Andernfalls handelt es sich auch hier wieder um ein typisches Muster.

Bleiben Sie entspannt und versuchen Sie dem nachzugehen. Kümmern Sie sich um Ihre Verspannungen (Stress, Haltung, Gedanken), sonst werden die Symptome immer wieder kommen. Bis diese in Ihrem Gehirn als negative Erfahrungen (Angst) abgespeichert werden und in eine Angststörung übergehen. Ich könnte Ihnen jetzt noch viele Beispiele mehr aufzeigen, aber Sie verstehen bereits die Zusammenhänge. Wenn Sie Symptome haben, gehen Sie zu einem Arzt und damit den Symptomen auf den Grund. Wenn alles gut abgeklärt ist, versuchen Sie sich wieder schnellstmöglich von den Symptomen zu befreien. Denn wenn Sie sich über Monate quälen und immer mehr Symptome dazu kommen, ist eine Angststörung nicht weit.

Viele kommen aus diesem Angstkreis, Symptome schüren Angst, Angst macht Symptome, nicht mehr ohne professionelle Hilfe heraus. Ich kann darüber ein

118

Lied singen. Wenn man jahrelangen Raubbau an seinem Körper betreibt, gepaart mit Dauerstress, wird es zwangsläufig zu immer wiederkehrenden oder neuen Symptomen kommen. Irgendwann ist man so sensibilisiert, dass man buchstäblich fast jeden Tag einen eingebildeten Herzinfarkt oder Schlaganfall oder sonst irgendwelche Krankheiten „erleidet". Das ist natürlich absolut absurd.

Angst kann einem schon Angst machen. Das dann erst einmal wieder in den Griff zu bekommen, ist auch wieder mit viel Stress und Aufregung verbunden. Ein wahrer Teufelskreis ist das.

Wenn Sie da nicht Ihre Parameter abrufen können, die Sie immer wieder beruhigen, finden Sie sich mehrmals in der Woche in der Notaufnahme wieder. Sie denken sich jetzt wahrscheinlich, das passiert mir höchstens einmal und dann nie wieder. Dann lassen Sie sich das Eine gesagt sein: Wenn das an Häufigkeit zunimmt, haben Sie bereits eine Angststörung! Und Sie fahren dann in die Notaufnahme, weil die Angst sie beherrscht und jegliche rationalen Gedanken ausblendet. Der Übeltäter Dauerstress kann Sie genau dort hinführen und der Ausweg ist ein langer Weg mit ungewissem Ausgang. Es gibt eine Sache, die ich hier ebenfalls mit aufführen möchte. Es geht um Krankheitsangst oder umgangssprachlich die Hypochondrie.

Was ist das eigentlich? Jeder hat bereits davon gehört. Menschen, die darunter leiden, nennt man Hypochonder. Diese Menschen haben Angst vor schlimmen Krankheiten und denken, Sie würden bei den kleinsten Symptomen an diesen leiden. Das ist eine Angsterkrankung, die behandelt werden sollte. Denn diese psychische Erkrankung artet, nicht nur für die betroffene Person, in großen Stress aus. Unbehandelt bleibt es ein unendlicher Kreislauf zwischen Angst und dem daraus resultierenden Stress. Dieser Kreislauf muss dringend durchbrochen werden.

Da wir bereits von Ängsten sprechen: Es gibt eine Angst, die sich von allen anderen abhebt und der unangefochtene König der Ängste ist. Die Angst vor dem Tod. Hier spreche ich über eine Angst, die jeder Mensch im Laufe seines Lebens irgendwann einmal verspürt oder möglicherweise fast täglich. Das gehört, wenn es überhandnimmt, in die Kategorie der Angsterkrankungen. Diese ständige Angst vor dem Tod ist sehr kräftezehrend und Dauerstress für Ihren Körper. Ich möchte Ihnen hierzu einen Hinweis geben. Ich habe ihn vor langer Zeit irgendwo gelesen. Der Hinweis hat sich wie ein Mantra in meinem Denkapparat eingebrannt. Er lautet wie folgt:

„Die Angst vor dem Tod hindert Dich nicht am Sterben, jedoch am Leben."

Lassen Sie das mal kurz wirken. Dieser eine Satz trifft den besagten Nagel auf den Kopf. Sie können so viel Angst vor dem Tod haben wie Sie wollen, aber sterben müssen wir nun einmal alle. Verschwenden Sie nicht Ihre kostbare Zeit damit, darauf zu warten, bis es so weit ist. Versuchen Sie, Ihr Leben zu leben! Ich glaube, das ist auch einer der Gründe, warum so viele Menschen sich in die verschiedensten Religionen flüchten. Sie möchten gern an etwas, vielleicht ein Leben nach dem Tod, glauben.

Der Tod ist unausweichlich, ein unumstößlicher Fakt, leben Sie damit. Das Leben ist leider endlich. Und wenn es Ihnen hilft, sterben müssen wir alle nur ein einziges Mal. Das ist auch überhaupt nicht schwer, jeder kann das und die Natur macht es uns auch so angenehm wie möglich. Erinnern Sie sich an die Hormone? Diese werden es, wenn es darauf ankommt, schon richten. Was danach geschieht weiß Niemand oder besser gesagt, Niemand ist wiedergekommen und hat uns davon berichtet, zumindest nicht glaubhaft. Wie auch immer. Das Leben, die Welt und auch Sie, alles besteht aus Energie. Energie verschwindet nicht einfach in das Nirgendwo. Sehen Sie Ihren Körper als begrenzten Raum für Ihre unbegrenzte Energie an. Wenn Ihr Körper stirbt, wird dieser begrenzte Raum aufgehoben. Ihre Energie kann sich nun voll entfalten und wird Teil von einem ganzen Ozean voller Energie. Sie werden eins mit allem sein.

So könnte es sein, wissen tut es aber Niemand. Aber es ist auf jeden Fall eine schöne Vorstellung. Also, wenn Sie diese Ängste bei sich verspüren, arbeiten Sie unbedingt an Ihren Glaubenssätzen. Es gibt Dinge im Leben, die einfach akzeptiert werden müssen. Sie laufen sonst Gefahr, kostbare Lebenszeit zu verschwenden. Das ist so ziemlich das Gegenteil von dem, was Sie eigentlich wollen. Und denken Sie daran: Sie werden mit nichts geboren und sterben auch mit nichts.

Denn Sie können, wenn es so weit ist, nichts mitnehmen. Kein Auto, kein Haus oder andere Besitztümer. Nur Sie bleiben am Ende übrig und beschreiten den letzten Gang des irdischen Lebens allein.

So ganz stimmt das auch wieder nicht. Ich hoffe, Sie haben dann Ihre wahnsinnig tollen Erfahrungen und Erinnerungen in den Gedanken. Und freuen sich auf das, was kommen könnte. Frei von Angst und Mut zu Neuem.

Zitat: Der Mensch im Stress: Ein echtes »Wirbel«-Tier! © Gerhard Uhlenbruck (*1929)

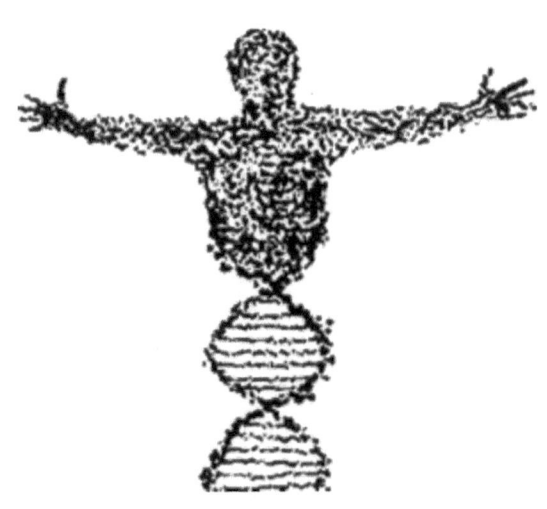

Was bringt die Zukunft?

Sie haben jetzt viele Gesichter des Dauerstresses kennengelernt. Nun ist es an der Zeit, Ihr Wissen erfolgreich umzusetzen. Ordnen Sie sich neu, richten Sie Ihr Leben auf Entspannung aus. Sie sollen jetzt natürlich nicht jeden Tag auf dem Sofa liegen bleiben, aber manchmal hilft der Gedanke daran, dass Sie es könnten. Zumindest für ein paar Minuten oder Stunden am Tag, einfach mal zwischendurch. Wenn Sie viel arbeiten, überdenken Sie die Zweckmäßigkeit der vielen Arbeit. Machen Sie das, weil Sie nach mehr Geld streben oder nach höheren Positionen? Rechnen Sie doch mal nach, was Sie wirklich benötigen. Aber das Ganze bitte ohne die Trophäen (Luxusgüter, Staubfänger) anzuhäufen, die Ihr Leben bestimmen. Sie werden vielleicht überrascht sein und die Zeit, die Sie durch zu viel Arbeit verschenken, wollen Sie nun vielleicht lieber in Ihre Freizeit investieren. Ich betone es noch einmal, es handelt sich um Ihre Lebenszeit.

Ihre Lebenszeit! Haben Sie das verstanden? Das ist Zeit, die für immer weg ist, auf und davon. Diese Zeit können Sie nicht einfach hinten anhängen. Es gibt kein Aufschieben der Zeit. Viele denken doch tatsächlich, dass, wenn Sie heute viel und hart arbeiten, Sie sich morgen darauf ausruhen können. Was soll ich sagen? Diese Menschen liegen komplett falsch. Das ist ein Dogma, das uns die Gesellschaft einreden möchte, sogenannte falsche Glaubenssätze. Wem nutzt Ihr Einsatz denn eigentlich? Glauben Sie wirklich an das Märchen, dass Sie dadurch besser leben werden? Es dient nur Einem, ganz klar der Gesellschaft. Durch Ihre Arbeit werden Steuern fällig, viele Steuern und Sie können sich nicht vor der Zwangsabgabe schützen. Mit Ihren Steuern halten Sie ein System am Leben, das darauf ausgelegt ist, diese auch in hohem Maße zu verschwenden. Es ist faktisch so, wenn Sie ein normaler Angestellter sind, eine fleißige Arbeitsbiene, gehen Sie rechnerisch von Januar bis zur Mitte des Monats Juli für den Staat arbeiten. Erst nach diesem Zeitraum, verdienen Sie im restlichen Jahr Geld für sich selbst.

Haben Sie sich jemals gefragt, wo all das Geld hin verschwindet? Machen Sie das lieber nicht, das wird Ihnen wieder Stress bereiten. Ich sage es Ihnen trotzdem.

Sie finanzieren einen Bundeshaushalt, der sich immer mehr am Bürger bereichert und am Ende seiner jeweiligen Legislaturperiode fein raus ist. Die Damen und Herren gehen dann in den Ruhestand. Und was für einen, davon träumen Sie nur. Irgendjemand muss die Party eben bezahlen und das sind nun mal Sie. Sie denken sich jetzt wahrscheinlich, ganz so dramatisch ist es nicht, ist es aber leider doch. Es ergeht vielen Millionen Bundesbürgern so. Rechnen wir doch einmal nach: Das Statistische Bundesamt erhebt einen durchschnittlichen Arbeitslohn von 38.901 Euro im Jahr (Stand 2022). Von aktuell ca. 83 Millionen Bundesbürgern gehen ca. 45 Millionen Menschen arbeiten. Das erwirtschaftet im Jahr eine stolze Summe von ca. 875 Milliarden Euro Steuern. Was für eine Summe, dafür gehen Sie arbeiten? Was machen eigentlich die anderen 38 Millionen Bundesbürger? Fragen Sie lieber nicht. Einige davon sind so reich, dass diese nicht einmal Steuern zahlen müssen. Andere wiederum leben vom System, entweder weil Sie dieses durchschaut haben oder weil Sie wirklich nicht arbeiten können. Wo stehen Sie? Überdenken Sie Ihre Position und überlegen sich Ihre Strategie.

Gehen Sie nur einen begrenzten Zeitraum in Ihrem Leben mehr arbeiten, um mehr Geld für Ihre Belange zu verdienen. Eben nur so lange, bis Sie Ihre Ziele wie ein Haus, ein Auto oder Ihre finanzielle Freiheit erreicht haben und dann kehren Sie wieder auf ein normales Pensum zurück. Denn mehr Geld bedeutet nicht automatisch ein besseres Leben. Meistens ist das Gegenteil der Fall. Wer mehr hat, trägt auch mehr Sorge darum, den Ist-Zustand um jeden Preis zu erhalten. Viel Spaß mit dem ganzen Stress.

Sprechen wir über die nächsten nicht unwesentlichen Stressfaktoren. Wenn Sie weniger Stress ausgesetzt sein wollen, überdenken Sie auch Ihren täglichen Konsum der Ihnen zur Verfügung stehenden Medien. Das schließt Ihren Fernseher mit ein. Die heißgeliebte Medienlandschaft mit all Ihren Inhalten, ob bedenklich, schwachsinnig oder nicht ganz wahrheitsgetreu. Das muss natürlich jeder für sich selbst erfahren und entscheiden. Hier wird Ihnen nicht immer ganz wahrheitsgemäß das tagesaktuelle Geschehen untergeschoben. Warum sehen Sie sich diese manipulierten Nachrichten überhaupt noch an? Weil Sie dann über die politische Lage in der ganzen Welt Bescheid wissen? Das glauben Sie doch selbst nicht. Weil Sie gerne kleine und große Dramen verfolgen? Das sind alles Dinge, die für Sie sowieso nicht änderbar und, wie schon erwähnt, in hohem Maße manipuliert sind. Das alles ist eine gekonnte Ablenkung, die Sie zum Konsum ermuntern soll und somit Ihr Steuer-Abonnement dauerhaft erhöht.

Wirklich Positives gibt es leider immer weniger zu berichten. Sie müssen aus diesem Kreislauf ausbrechen. Nutzen Sie lieber die Zeit und gehen Sie raus an die Luft, in die Natur. Einfach mal spazieren gehen und Ihre Umgebung wieder wahrnehmen. Vielleicht mal an einer Blume riechen oder die Füße in einen See stecken. Machen Sie Dinge, die Ihnen das Gefühl vermitteln, etwas Schönes zu erleben. Glauben Sie mir, das geht ganz ohne Telefon, Terminkalender und Fernseher. Es ist für manche Menschen vielleicht etwas Ungewohntes und Befremdliches, aber üben Sie das ruhig einmal. Sie werden schon sehen, es wird Ihnen eventuell auch Spaß bereiten. Ganz nebenbei entwickeln Sie vielleicht ein Gefühl dafür, wieder ein Teil Ihres Lebens zu sein. Ohne ihren Stress oder zumindest mit weniger Stress.

Da wir schon über Konsum sprechen, muss ich an dieser Stelle noch einmal kurz auf Ihre Ernährung eingehen. Dass Sie mit Ihrer Ernährung auch viel zu Ihrer

Gesundheit beitragen können, sollte Ihnen ja bereits klar sein. Eine gute Gesundheit bereitet Ihnen weniger Stress. Überprüfen Sie einmal Ihr Essverhalten und die Nahrung, die Sie aufnehmen. Oft ist es so, dass Essen nur ein Beiwerk des Alltagsgeschehens ist. Hier werden schnell irgendwelche Nahrungsmittel konsumiert, nur um das Gefühl zu haben, überhaupt etwas gegessen zu haben. Ich sage bewusst Nahrungsmittel und nicht Lebensmittel. Denn viele Menschen haben verlernt, was Lebensmittel im eigentlichen Sinn sind.

Wir können das aber klar definieren: Lebensmittel dienen Ihrem Lebenserhalt, sie sind lebensnotwendig. Hier handelt es sich um unverarbeitete Lebensmittel, die Sie zubereiten müssen, vollgestopft mit Nährstoffen, die wir dringend benötigen. Versuchen Sie es mal zur Abwechslung mit Gemüse, Obst, Hülsenfrüchten, Nüssen und Salat (siehe Kapitel „Biochemie" unter Kalium). Sie können dazu gern ein bis zweimal in der Woche Fisch verspeisen und auch mal ein gutes Stück Biofleisch, aber das in Maßen bitte. Auch hier werden Sie mit wichtigen Mineralien und Proteinen versorgt. Denken Sie an die Aminosäuren. Viel mehr bedarf es eigentlich gar nicht. Hin und wieder mal ein Vollkornreis dazu und das war es auch schon. Mit dieser Ernährung können Sie sich viele Nahrungsergänzungen sparen und werden bestimmt das Fünffache Ihrer Wachstumsphase an Lebensjahren erreichen.

Ich höre Sie schon: Um Himmelswillen, wo ist das Brot? Ich brauche mein Brot! Da wird es schon etwas komplizierter. Für manche Menschen ist Brot schlecht verdaulich. Es bereitet Ihrem Magen-Darm-Trakt einfach Stress und Ihnen damit auch. Blähbauch und Co. lassen grüßen. Wenn Sie des Öfteren Probleme in dieser Richtung bemerken, lassen Sie das Brot einfach weg oder Sie essen eine Vollkornvariante. Dieses Brot hat viele Nährstoffe.

Die Unverträglichkeiten kommen oft durch das Gluten, Weizenmehl und die diversen Ersatzstoffe, um das Brot haltbar zu machen. Ein Weizenbrot hat keine Nährstoffe, jedenfalls keine, die Sie benötigen und deshalb hat es keinen echten Gesundheitswert. Essen Sie anstelle dessen lieber Roggen oder Dinkelvollkornbrot. Dinkel ist ein Urkorn und wurde auch schon als das „Gold der Inka" bezeichnet. Gut, dass wurden Amaranth und Quinoa auch. Sie denken jetzt bestimmt, dass das Volk der Inka garantiert deshalb ausgestorben ist. Nein, das waren die spanischen Eroberer in den Jahren 1532-1536, durch Francisco Pizarro. Die haben einfach alle abgeschlachtet und ihre Glaubenssätze durchgesetzt. Die Kirche lässt recht freundlich Grüßen.

Versuchen Sie es doch einfach mit dem Urkorn, es wird Ihnen nicht schaden. Es gibt Menschen, die durch Weizen mehr Zonulin (47 KD-Protein) ausschütten, welches die Tight-Junctions angreift und Löcher in der Darmwand verursacht. Als Tight- Junction oder Zonula occludens bezeichnet man Zellkontakte, durch welche Epithelzellen aneinandergeheftet sind. Das wollen wir nicht! Also hören Sie auf mit dem Weizenkonsum. Bei Ihrer Flüssigkeitszufuhr bleiben Sie entspannt. Trinken Sie viel stilles Mineralwasser und Tee, denn Ihr Körper benötigt viel verwertbare Flüssigkeit. Je weniger Zusatzstoffe (Zucker, Zuckersatz, Farbstoffe usw.), umso besser. Das bedeutet auch, dass Sie sich überlegen sollten, ob ein andauernder Konsum von Alkoholen erstrebenswert ist. Nein, das heißt nicht totaler Verzicht.

Aber mehr als ein Glas Wein, und das nicht täglich, sollte es eigentlich nicht sein. Alkohol ist Gift für Ihren Körper und betreibt Raubbau an Ihren Zellen. Er ist ein Mineralstoffräuber und damit pures Zellgift. Das bereitet Ihrem Körper sehr viel Stress. Dieser muss die Verluste wieder ausgleichen und wenn Sie jetzt auch noch schlechte Nährstoffe über die Nahrung zuführen, wird es kritisch. Sie verschenken tatsächlich Lebenszeit. Ihre Zellen können sich nicht mehr ungestört reproduzieren. Ich könnte auch hier ein ganzes Buch über das Thema schreiben, aber ich denke, Sie wissen, worum es hier geht.

Ernähren Sie sich vernünftig und ausgewogen, trinken Sie ausreichend nicht alkoholisierte Getränke und Ihrem Körper wird es auf lange Sicht an nichts fehlen. Vielleicht sogar Hundertzwanzig Jahre und länger, wer weiß das schon. Einen Versuch ist es auf jeden Fall wert.

Ein nächster wichtiger Punkt, der Ihrem Stress entgegenwirkt, ist die Bewegung. Damit meine ich nicht den Weg zwischen Sofa und Kühlschrank oder einmal Gassigehen mit dem Hund. Tatsächlich meine ich mit körperlicher Bewegung den Sport. Wenn Sie schon einmal oder mehrmals eine Panikattacke hatten, ist Ihnen bestimmt schon aufgefallen, dass Bewegung Sie gut aus der Attacke herausholen kann. Wenn nicht, wissen Sie das jetzt. Woran das liegt, hatte ich bereits erklärt.

Es ist das Adrenalin, das jetzt schnell abgebaut werden muss. Und das geht am besten über die Bewegung. Egal, wie diese aussehen mag. Auch wenn es komisch aussieht, machen Sie Kniebeuge oder Liegestütze oder rennen Sie während einer Panikattacke. Das bewirkt echte Wunder. Das Adrenalin kann schnell abgebaut werden und Ihr Stresslevel sinkt. Warten Sie also nicht, bis Sie eine Panikattacke erleiden, kümmern Sie sich bereits vorher darum.

Durch regelmäßigen Sport halten Sie Ihre Stresshormone unter Kontrolle. Dadurch können diese kontinuierlich abgebaut zu werden und stehen weniger in einer Panikattacke zur Verfügung. Vielleicht bleiben Sie von einer Panikattacke sogar komplett verschont. Welche Sportart Sie ausüben, spielt eigentlich keine Rolle. Aber Ihre Komfortzone, den Ruhepuls, sollten Sie schon verlassen. Fordern Sie sich ruhig, das macht den Kopf frei und das Gedankenkarussell kommt auch einmal zum Stehen. Gedanken, die stehen bleiben, das wäre schön.

Erinnern Sie sich an die vorangegangenen Kapitel? Das ist möglich, z. B. mit Meditation. Wie das geht, habe ich beschrieben, üben Sie ruhig täglich oder besuchen Sie einen Kurs in der Nachbarschaft. Das kann Sie unheimlich entschleunigen. Und als letzten Punkt schlage ich Ihnen ein wenig mehr Minimalismus in Ihrem Leben vor. Wenn Sie alle angesprochenen Themen aus diesem Buch befolgen, gehen Sie schon einmal in die richtige Richtung. Wir brauchen mehr Freizeit, weniger Besitztümer und dafür gesunde Lebensmittel und gute Sozialkontakte. Halten Sie sich nicht an Dingen fest, die Sie nicht benötigen. Räumen Sie alles Überflüssige aus Ihrem Leben und erfreuen Sie sich Ihrer Gesundheit. Das ist das einzige Heiligtum das wirklich zählt. Alles andere ist ersetzbar oder eben überflüssig. Je weniger Sie besitzen, umso weniger Angst müssen Sie haben es zu verlieren. Das kann Ihr Leben extrem entschleunigen.

Geben Sie das dadurch gesparte Geld lieber für Urlaube aus. Reisen Sie durch die Welt und nehmen Sie so viele Eindrücke mit, wie Sie nur können. Denn am Ende des Tages ist nur eins entscheidend: Der Tag darf nicht umsonst gewesen sein. Jeder neue Tag ist ein Tag weniger von Ihrem zukünftigen Leben. Ein ganzer Tag weniger! Also nutzen Sie diesen verdammt nochmal. Verschwenden Sie keine Zeit mit Stress, schlechter Laune oder sonst welchen Gefühlsduseleien.

Ich hoffe, dieses kleine Buch hat Ihnen gefallen und es ist ein Stück weit Lebensbegleiter. Ziehen Sie sich die für Sie am wichtigsten erscheinenden Punkte heraus und leben Sie Ihr Leben in vollen Zügen. Blicken Sie dem Säbelzahntiger ruhig einmal tief in die Augen und lassen Sie sich nicht mehr zu einem Gebrüll hinreißen. Werden Sie stattdessen steinalt und das stressfrei und glücklich. Schreiben Sie sich ein paar Vorsätze heraus – machen Sie diese aber nicht zu einem unumstößlichen Gesetz – und leben Sie ein Leben im Einklang mit sich selbst. Das Leben besteht einfach aus vielem mehr als aus Sorgen, Ängste und das zelebrieren von Krankheiten.

Alles Gute.

Zitat: Wir werden getrieben – aber von wem eigentlich und wohin? © Stefan Rogal (*1965)

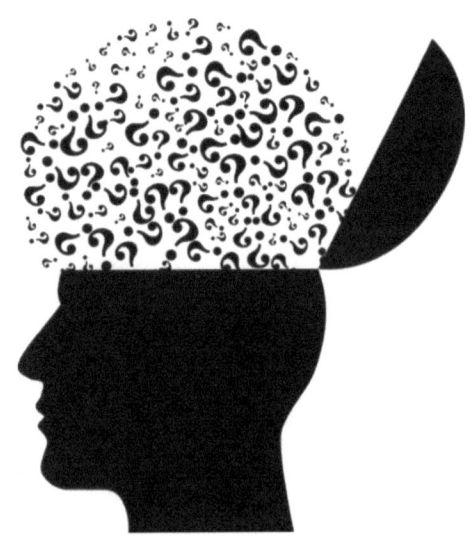

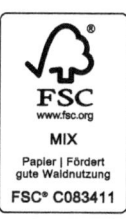

Zeitfracht Medien GmbH
Ferdinand-Jühlke-Straße 7
99095 Erfurt, Deutschland
produktsicherheit@kolibri360.de